Cura Vibracional com **ÓLEOS ESSENCIAIS** e **PEDRAS PRECIOSAS**

Cura Vibracional com ÓLEOS ESSENCIAIS e PEDRAS PRECIOSAS

Margaret Ann Lembo

COM 42 CARTAS COLORIDAS
para equilibrar sua mente, corpo e espírito

Tradução
Jacqueline Damásio Valpassos

Editora Pensamento
SÃO PAULO

Título do original: *Essential Oils & Gemstone Guardians Cards.*

Publicado originalmente nos USA por Park Street Press, uma divisão da Inner Traditions International.

1ª edição 2024.

Editor: Adilson Silva Ramachandra
Gerente editorial: Roseli de S. Ferraz
Gerente de produção editorial: Indiara Faria Kayo
Preparação de originais: Danilo Tomesani
Diagramação e projeto gráfico: Marcos Fontes / Indie 6 – Produção Editorial
Revisão: Vivian Miwa Matsushita

Dados Internacionais de Catalogação na Publicação (CIP)
(Câmara Brasileira do Livro, SP, Brasil)

Lembo, Margaret Ann
Cura vibracional óleos essenciais e pedras preciosas : com 42 cartas coloridas para equilibrar sua mente, corpo e espírito / Margaret Ann Lembo ; tradução Jaqueline Damásio Valpassos. -- 1. ed. -- São Paulo : Editora Pensamento, 2024.

Título original : Essential oils & gemstone guardians cards.
Bibliografia.
ISBN 978-85-315-2374-8

1. Aromaterapia 2. Cartas - Uso terapêutico 3. Cura 4. Óleos essenciais - Uso terapêutico 5. Pedras preciosas - Uso terapêutico 6. Vibração - Uso terapêutico I. Título.

24-204955 CDD-615.3219

Índices para catálogo sistemático:

1. Aromaterapia : Terapia alternativa 615.3219

Tábata Alves da Silva - Bibliotecária - CRB-8/9253

Direitos de tradução para o Brasil adquiridos com exclusividade pela
EDITORA PENSAMENTO-CULTRIX LTDA., que se reserva a
propriedade literária desta tradução.
Rua Dr. Mário Vicente, 368 – 04270-000 – São Paulo – SP – Fone: (11) 2066-9000
http://www.editorapensamento.com.br
E-mail: atendimento@editorapensamento.com.br
Foi feito o depósito legal.

Para o meu jardim
e os jardins do mundo inteiro

Cura Vibracional com Óleos Essenciais e Pedras Preciosas é uma ferramenta para ajudá-lo a manifestar os desejos do seu coração e equilibrar sua perspectiva mental e emocional por meio da intenção e dos pensamentos positivos.

Use-a como inspiração, para aprender as aplicações dos óleos essenciais e das respectivas pedras com correspondência vibracional, e também como um oráculo.

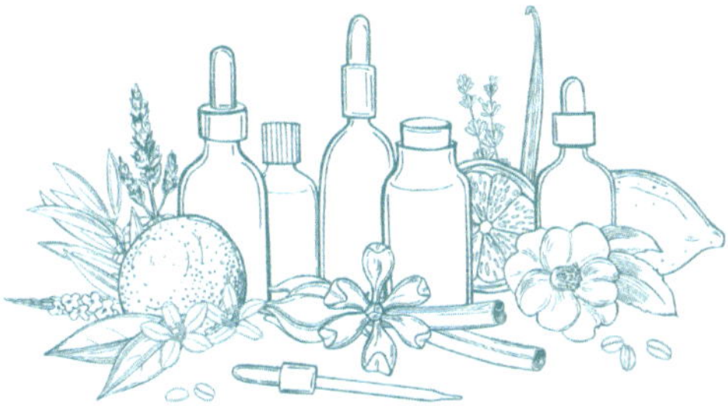

SUMÁRIO

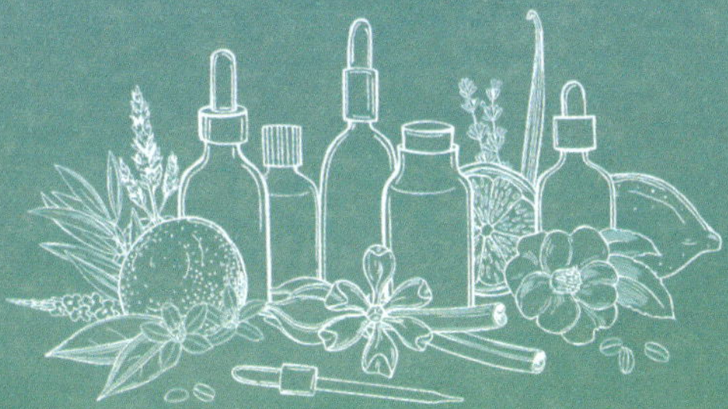

INTRODUÇÃO

TRABALHANDO COM ÓLEOS ESSENCIAIS E AS CARTAS

A aromaterapia, ou a prática do uso de óleos essenciais, é uma maravilhosa ferramenta complementar que vai ajudá-lo a criar equilíbrio, felicidade e saúde em todos os níveis – mental, emocional, espiritual e físico. Quando eu era criança, os cheiros de nossa cozinha e jardim foram meu primeiro contato com a aromaterapia e o uso de fragrâncias da natureza para promover saúde e bem-estar. Meu amor por cristais, minerais e pedras preciosas se encaixou com o uso de óleos essenciais, e estou compartilhando com você minhas descobertas e percepções.

Você já deve estar familiarizado com meu trabalho em outros baralhos e livros sobre o uso de cristais e pedras preciosas com anjos, arcanjos, animais, mestres, místicos, santos e até mesmo como um caminho para descobrir o propósito de sua alma. Neste pequeno livro você aprenderá a associar as pedras a óleos essenciais e usar o poder dos pensamentos positivos a fim de obter uma experiência mais completa de autocuidado complementar.

Tudo é dotado de energia, e faz sentido que existam determinadas pedras com vibrações específicas as quais combinam com a energia e as qualidades dos óleos essenciais. Para este baralho, escolhi 42 dos óleos essenciais mais usados e os organizei em seis categorias da vida: **Amor**, **Saúde**, **Dinheiro**, **Segurança**, **Felicidade** e **Intuição**.

Cada carta tem dois lados, com mensagens, pensamentos positivos e as correspondentes pedras para cada um dos 42 óleos essenciais selecionados. Use ambos os lados das cartas para se motivar, inspirar e educar todos os dias. Cada carta vem identificada por uma cor que corresponde à categoria da intenção. A frente da carta inclui uma afirmação e uma foto da respectiva pedra para cada óleo essencial.

Este baralho é uma excelente ferramenta para aprimorar seu conhecimento sobre as qualidades dos óleos essenciais e suas pedras com correspondência vibracional. Acrescentar o cristal ou pedra, utilizando sua cor, vibração, geometria e o reino das pedras em conjunção com o reino vegetal, eleva a consciência a outro patamar de compreensão. (Também é uma ótima forma de se ter uma coleção de cristais à disposição, sem gastar dinheiro reunindo uma coleção de pedras preciosas!)

Existem muitos modos de trabalhar com este baralho. Use as cartas como faria com pedras e óleos essenciais. Claro que é benéfico inalar o aroma enquanto você lê as intenções e afirmações e olha para o cristal na carta. O que quer que você foque cria a sua realidade, então, escolha uma carta do dia ou da semana para conhecer tanto o óleo essencial quanto o cristal enquanto integra as intenções e pensamentos positivos. Você pode levar as cartas consigo para onde quer que vá, pois são fáceis de transportar e aprimoram a sua prática de atenção plena. Sua mesa, bolsa, mochila e mesa de cabeceira são apenas alguns dos lugares onde você pode deixar as cartas, para que funcionem como gentis lembretes.

Use este baralho para aprender maneiras de usar os óleos essenciais e as intenções do cristal correspondente. O poder do pensamento positivo, combinado com intenção e visualização, é baseado em princípios metafísicos.

Este ensina você a usar as partes aromáticas das plantas na forma de óleos e vapores combinadas com cristais de frequência equivalente para aumentar a felicidade e o bem-estar geral. Este *kit* ajudará você a entender os princípios metafísicos e os benefícios fisiológicos proporcionados pelos componentes químicos dos óleos essenciais, bem como a cor, a geometria e a vibração da pedra correspondente.

Quando uma pedra e um óleo essencial são combinados com uma afirmação diária, a pedra e o óleo essencial amplificam a intenção. A união de aromaterapia e cristais ajuda você a se concentrar em projetar sua realidade de acordo com seus sonhos e metas. Em meu trabalho de três décadas com cores e cristais descobri que para usar uma pedra com mais eficiência é melhor associar uma intenção a ela.

Quanto mais informações você tiver sobre as qualidades associadas a determinadas pedras, mais criativo poderá ser ao usar essas valiosas ferramentas para melhorar sua vida. Com apenas este baralho em mãos, você tem acesso ao uso de 42 óleos essenciais, seu significado e uma intenção positiva para criar seu mundo, junto com os cristais e pedras correspondentes.

Um óleo essencial ou um cristal o ajudará a manifestar como que por mágica seus sonhos e sua realidade? Sim e não. Sim, porque quando você decide usar a combinação de cristal e aromaterapia para criar o seu mundo, é a decisão que faz com que tudo se encaixe. Uma vez que tenha decidido o seu caminho, os óleos essenciais e os cristais atuam como seus colaboradores e fazem parte do seu time para agir e torná-lo realidade. E, não, porque nem o cristal nem o óleo essencial vão criar a sua realidade sem o seu foco claro e ação para que isso aconteça. Tudo depende de você. Os óleos essenciais e as pedras são seus aliados para projetar sua realidade. Este baralho vai além de um conjunto de cartas com algumas informações; ele serve como seu oráculo e instrutor. As cartas ajudam a abrir sua consciência para as energias vibracionais correspondentes que podem se unir a fim de produzir seus sonhos e visões. Este livro é uma ferramenta para você conhecer e aprender sobre cada extrato de óleo e sua casca, arbusto, flor, raiz e planta ou árvore. É o seu guia para descobrir e forjar uma aliança não só com o reino vegetal, mas também com o reino mineral.

Por que tudo isso funciona tão bem junto? Tudo é dotado de energia, e toda energia tem uma vibração. Os cristais também possuem energia e vibração, e sua vibração é baseada na cor da pedra e em como ela cresceu na terra. Toda pedra tem um componente espiritual para ajudá-lo a desenvolver sua conexão com a espiritualidade. Da mesma maneira, o uso mental ajuda a manter o foco e a cabeça limpa, enquanto o uso emocional de uma pedra pode ajudá-lo a lidar com sentimentos e desbloquear desafios subjacentes. Os benefícios físicos dos cristais vão desde a cura do corpo físico até as necessidades materiais, como dinheiro e carreira.

Em toda e qualquer situação, cristais e óleos essenciais são apenas para uso externo. Jamais use de qualquer forma interna cristais, pedras ou óleos essenciais. O uso de cristais, minerais e pedras é energético e não substitui a medicina tradicional. É uma prática complementar para aprimorar um plano de ação elaborado por um profissional de saúde. Não coloque pedras na água para uso interno de maneira alguma.

INTENÇÃO E ATENÇÃO

Seu foco deve estar no que você quer, para criar a vida que deseja experimentar. Tudo aquilo em que você foca se torna sua realidade. Em outras palavras, todos os seus pensamentos e sentimentos conscientes – bem como os subconscientes e inconscientes – criam a vida que você está vivendo hoje. Esse princípio básico está no cerne da maioria das leis universais, incluindo a lei da atração e as leis da física.

Quando você combina uma pedra com uma afirmação diária, a pedra amplifica essa intenção. É uma ferramenta que o ajuda a manter o foco naquilo que você quer. Em meu trabalho com cores e cristais por três décadas, descobri que, para usar uma pedra com mais eficiência, é melhor associar uma intenção a ela. E quanto mais informações você tiver sobre as qualidades associadas a determinadas pedras, mais criativo poderá ser ao usar essas valiosas ferramentas para melhorar sua vida.

É essencial ter uma intenção e focar no lado positivo para que a vida reflita o seu maior potencial. Tudo é criado por meio da intenção. Criamos nossa vida com nossos pensamentos, ações, palavras e atos. Nossas intenções vibram no mundo e retornam para nós na forma de nossa realidade.

O PODER DAS AFIRMAÇÕES

Uma afirmação é uma forma-pensamento positiva. Os pensamentos criam a realidade. É melhor ter bons pensamentos para produzir bons resultados. Isso promove o sucesso em qualquer área da vida. O pensamento positivo e o uso de afirmações são uma prática de autoempoderamento. A vida se torna muito mais administrável quando você faz uma afirmação positiva ou uma declaração de intenção, mantém a atenção plena e age de acordo para alcançar os resultados!

Amplifique seus pensamentos positivos com o aroma de um óleo essencial e um cristal para ajudá-lo a manter o foco naquilo que você *quer* (em vez daquilo que *não quer*). Para escolher o cristal e o óleo essencial correspondente que melhor se adéque aos seus pensamentos, analise suas escolhas com essa forma-pensamento em mente. Aguarde um instante, e agora olhe para seu conjunto de cristais ou pedras. Para qual pedra ou cor seus olhos são naturalmente atraídos? Escolha essa pedra e forme a intenção.

Por exemplo, se você quiser fortalecer amizades ou relacionamentos, em geral, basta pegar uma pedra, qualquer pedra pela qual se sinta naturalmente atraído, e imediatamente pensar consigo mesmo: *Esta é a pedra que me lembra que estou fortalecendo minhas amizades e todos os meus relacionamentos.*

Toda vez que você olhar para a pedra, tocá-la ou mesmo pensar nela, lembre-se deste tipo de pensamento: *Dia após dia minhas amizades se fortalecem e meu relacionamento com todos fica cada vez melhor.* Imagine algumas formas específicas pelas quais você pode visualizar ou perceber como fortalecer um relacionamento específico.

Trabalhar com este baralho ajuda você a aprender quais óleos e pedras são melhores para certas coisas e oferece a oportunidade de usá-lo como um oráculo. Minha abordagem para trabalhar com um oráculo é esclarecer, endossar e encorajar quem recebe a orientação a agir de modo a empreender as mudanças necessárias. A maioria das pessoas que procuram aconselhamento oracular já sente que sabe as respostas, mas precisa de uma validação para seus sentimentos. Um oráculo – seja uma pessoa, um baralho, uma pedra ou uma visão interior – traz força e encoraja ações positivas. Ele ajuda o indivíduo a acreditar em si mesmo e em seus planos.

Como proprietária do The Crystal Garden, tive muitas experiências com clientes que buscavam respostas e ajuda em uma pedra ou em um dos muitos *sprays* de aromaterapia que elaborei com intenções específicas. As pessoas dizem: "Estou procurando uma pedra ou alguma aromaterapia... para encontrar um emprego... ou um novo namorado... ou para conviver com o luto... ou para me curar de uma doença... ou para ter sucesso nos negócios".

Bem, esses clientes foram o ponto de partida deste livro. Em vez de dizer a eles de qual pedra precisam, eu os encorajo a pensar sobre suas intenções e depois olhar para as pedras a fim de descobrir aquela que os atrai. Ou eles ficam em frente ao expositor de testes de óleo essencial e *spray* de ambiente para inalar e sentir as essências vibracionais a fim de determinar se tal aroma os ajudará em seus objetivos. Suas escolhas revelam os propósitos e qualidades da aromaterapia e dos cristais com base no que eles selecionam para ajudá-los em suas vidas. Tudo sempre se encaixa. Sabemos, por instinto, o que é melhor para nós.

O que quer que você imagina com intensidade,
deseja com ardor, acredita com sinceridade
e se esforça com entusiasmo para obter...
deve inevitavelmente acontecer.

– Paul J. Meyer

ALGUMAS PALAVRAS SOBRE SEGURANÇA EM AROMATERAPIA

Existem muitas opiniões e diversos pontos de vista sobre o uso seguro de óleos essenciais. Por meio de minha pesquisa, descobri que os assuntos mais controversos são o emprego de certos óleos essenciais durante a gravidez, uso interno e em crianças. Organizações profissionais como a Associação Nacional de Aromaterapia Holística (NAHA – National Association of Holistic Aromatherapy) e a Federação Internacional de Aromaterapeutas Profissionais (IFPA – International Federation of Professional Aromatherapists) publicam considerações e diretrizes de segurança para o uso de óleos essenciais em todas as circunstâncias.

A inalação, como método de aplicação, é uma opção de baixo risco para a maioria das pessoas. Qualquer perigo associado ao método de inalação é devido à exposição prolongada e excessiva aos vapores de óleo.

A idade de um indivíduo desempenha um papel relevante na determinação do uso seguro de óleos essenciais. Bebês e crianças pequenas, por exemplo, têm maior sensibilidade aos óleos essenciais do que os adultos. De acordo com a NAHA, as diluições seguras estão compreendidas entre "0,5–2,5%, dependendo da condição". É melhor evitar o uso de bétula, gaultéria e hortelã-pimenta na infância. Além disso, a sensibilidade da pele é maior na população idosa, portanto, a diluição da aplicação tópica aumentaria nesses casos.

Para o uso da aromaterapia, minhas recomendações são as seguintes:

- Evite o uso de óleos essenciais durante a gravidez, em especial no primeiro trimestre. Foi demonstrado que a toxicidade durante a gravidez surge quando certos óleos essenciais são usados em grandes doses. A chave é usar os óleos essenciais corretamente conforme instruído por um terapeuta qualificado. O uso cauteloso de óleos essenciais por um terapeuta treinado pode proporcionar conforto e suporte afetivo para uma mulher grávida. De acordo com Tisserand e Balacs, os seguintes óleos essenciais não devem ser usados durante a gravidez: absinto, arruda, musgo-de-carvalho, rosmaninho, cânfora, semente de salsa, sálvia e hissopo.
- Mantenha todos os óleos essenciais fora do alcance de crianças e animais de estimação.
- Evite o contato de óleos essenciais com os olhos.
- Não use o mesmo óleo essencial por períodos prolongados.
- Evite aplicar na pele óleos essenciais não diluídos.
- Evite usar óleos essenciais internamente.

CATEGORIAS DAS CARTAS

As cartas são divididas em seis categorias, identificadas por cores, de modo a auxiliar na compreensão e integração das informações obtidas.

FOCO, ANCORAGEM E PROTEÇÃO

Cor de identificação: VERMELHO

Os óleos essenciais e cristais nesta categoria têm como principal finalidade ajudá-lo a se sentir são e salvo com uma base e um sistema de suporte fortes. Essas cartas simbolizam a necessidade potencial de limpar sua energia e seu espaço a fim de estabelecer limites claros para o bem-estar. Essas cartas se concentram na telepatia e na comunicação não verbal, clareza mental, desenvolvimento de bons limites, liberação de bloqueios percebidos e proteção divina.

As pedras e os aromas estão principalmente associados aos chakras da raiz, do plexo solar e da coroa. As cartas dessa categoria são:

- Manjericão e Caroíta
- Cedro e Madeira Petrificada
- Palo Santo e Turmalina Negra
- Pinho e Âmbar

- Alecrim e Quartzo Tabular
- Sálvia e Quartzo Enfumaçado
- Vetiver e Andaluzita

SAÚDE E BEM-ESTAR

Cor de identificação: AZUL-COBALTO

Essas cartas estão focadas em liberar a dor e substituir essa energia por bem-estar e boa saúde. Os óleos essenciais e as pedras correspondentes ajudam nos vários aspectos da cura, liberando o passado e trazendo uma sensação de alívio para a mente, o corpo emocional e o corpo físico. As intenções desta série de óleos e pedras tranquilizam e acalmam a mente. Essas pedras e aromas têm associações com os chakras do sacro, do plexo solar, da garganta e da coroa. As cartas desta categoria são:

- Bétula e Azurita
- Camomila e Angelita
- Sálvia-esclareia e Lepidolita
- Baga-do-zimbro e Azeviche
- Orégano e Heliotrópio
- Hortelã-pimenta e Calcita Verde
- Tomilho e Ágata Musgo

DINHEIRO, CRIATIVIDADE E MOTIVAÇÃO

Cor de identificação: VERDE

As cartas verdes representam pensamentos e intenções para melhorar a ação empenhada para alcançar objetivos e sonhos.

Essas cartas se concentram na obtenção de uma renda ilimitada fazendo o que se ama, contrabalançada por atividades filantrópicas. Coragem e confiança são imprescindíveis para você ser tudo o que pode ser e realizar seu potencial ilimitado. Essas pedras e óleos estão associados aos chakras da raiz, do sacro, do plexo solar e da coroa. As cartas desta categoria são:

- Pimenta-do-reino e Quartzo Rutilado
- Canela e Pedra do Sol
- Cravo-da-índia e Aragonita
- Mirra e Amonita
- Laranja e Cornalina
- Patchouli e Rubi
- Abeto e Esmeralda

AMOR, AMIZADE E ROMANCE

Cor de identificação: ROSA PASTEL

Esta categoria fornece informações e inspiração sobre seus relacionamentos com os outros e o relacionamento que você tem consigo mesmo. O óleo essencial e as pedras correspondentes ajudam nos vários aspectos de um relacionamento. Esses aspectos incluem comunicação, confiança, sentimentos e emoções, padrões repetitivos nos relacionamentos, harmonia, romance e sensualidade. As pedras e os aromas estão associados principalmente aos chakras da raiz, do plexo solar, do coração e da garganta. As cartas desta categoria são:

- Pimenta-da-jamaica e Danburita
- Gerânio e Quartzo Rosa
- Lavanda e Ametista
- Pau-rosa e Kunzita
- Sândalo e Rodocrosita
- Manjerona-doce e Quartzo do Amor
- Ilangue-ilangue e Zoisita com Rubi

INTUIÇÃO E COMUNICAÇÃO

Cor de identificação: TURQUESA

As cartas desta categoria são suas aliadas para melhorar a comunicação com os outros e a comunicação advinda do reino celestial e dos ajudantes invisíveis, como anjos, guias e nossos entes queridos do outro lado. São as cartas dedicadas aos sonhos, intuição, atenção plena, paz interior e sua consciência do espiritual e do místico. As associações de chakra para esses óleos aromaterapêuticos e pedras são a garganta, o terceiro olho e a coroa. Os óleos essenciais e seus cristais correspondentes para esta categoria são:

- Semente de Anis e Ametrino
- Eucalipto e Crisocola
- Olíbano e Apofilita
- Capim-limão e Calcita Dourada
- Ravensara e Obsidiana Dourada
- Nardo e Calcita Azul
- Melaleuca e Ágata Rendada Azul

FELICIDADE E AUTOCONFIANÇA

Cor de identificação: AMARELO

As cartas desta categoria cobrem pedras e óleos essenciais que são ideais para ajudar a melhorar o amor-próprio e a confiança. Eles lançam luz sobre como usar experiências passadas para fortalecer sua autoestima e coragem a fim de brilhar sua luz intensamente. São as cartas dedicadas a incrementar a alegria, os sentimentos positivos e o bem-estar geral. As associações de chakra para esses óleos aromaterapêuticos e pedras são o plexo solar e o terceiro olho. As vibrações correspondentes para este código de cor amarelo são:

- Bergamota e Peridoto
- Elemi e Calcita Laranja
- Toranja e Apatita
- Limão Siciliano e Topázio Dourado
- Limão-galego e Cianita Verde
- Tangerina e Calcita Rosa
- Petitgrain e Selenita

Como trabalhar com essas categorias

Antes de escolher uma carta, misture o baralho. Você pode ter uma pergunta em mente para obter informações e inspiração ou apenas puxar uma carta para ver o que aparece. As perguntas que fazemos ao oráculo se enquadram nos tópicos destas seis categorias: foco, ancoragem e proteção; saúde e bem-estar; amor, amizade e romance; dinheiro, criatividade e motivação;

felicidade e autoconfiança; intuição e comunicação (como explicado no capítulo anterior).

Digamos que você tire uma carta todos os dias. Observe se a cor de identificação é a mesma por vários dias consecutivos. Por exemplo, se você tirar cartas da categoria Felicidade e Autoconfiança, identificada com a cor amarela, isso o alertará para se tornar mais consciente de seus níveis de autoestima e alegria. Além disso, preste atenção ao amarelo ao seu redor, na decoração, flores, comida e roupas que você veste. Se observar uma ausência de amarelo, faça um esforço consciente para adicionar amarelo à sua vida e use a afirmação, as pedras e os óleos essenciais correspondentes para melhorar esse aspecto de sua existência.

Agora, digamos que você queira trabalhar com mais de uma carta por vez. Com uma intenção ou pedido de clareza em mente, crie uma tiragem de cartas puxando algumas delas e colocando-as com o lado do cristal para cima. O número de cartas que você escolhe para a sua tiragem fica a seu critério. Deixe que a inspiração e a percepção o guiem quanto a optar por uma tiragem de três cartas ou uma de sete cartas. As categorias de cores das cartas escolhidas fazem parte da sua mensagem. Seguem dois exemplos:

Tiragem de Três Cartas

MÉTODO: Depois de misturar o baralho, digamos que estas são as cartas que você puxa no dia:

Bergamota e Peridoto – AMARELO
Canela e Pedra do Sol – VERDE
Toranja e Apatita – AMARELO

INTERPRETAÇÃO: Duas das cartas nesta tiragem estão na categoria AMARELO, o que indica que o foco na elevação da Felicidade e da Autoconfiança é a chave para aumentar o dinheiro, a criatividade e a motivação.

A Bergamota e a Toranja são óleos cítricos revigorantes que combinam com as pedras Peridoto e Apatita e são úteis para aprimorar sua capacidade de integrar e digerir suas experiências de vida; usar a experiência pode trazer maior autoconfiança.

A cálida energia da Canela e da Pedra do Sol na carta restante na categoria VERDE indica que o progresso no sucesso financeiro torna-se iminente quando você assume uma atitude confiante.

Tiragem de Sete Cartas

MÉTODO: Depois de embaralhar as cartas, digamos que estas são as sete cartas do dia:

Pau-rosa e Kunzita – ROSA
Nardo e Calcita Azul – TURQUESA
Limão Siciliano e Topázio Dourado – AMARELO
Lavanda e Ametista – ROSA
Sândalo e Rodocrosita – ROSA
Pinho e Âmbar – VERMELHO
Gerânio e Quartzo Rosa – ROSA

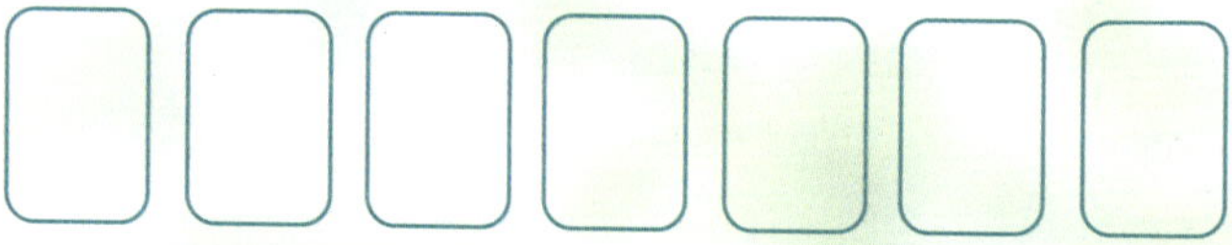

INTERPRETAÇÃO: Observe que quatro das sete cartas são ROSA (a categoria Amor, Amizade e Romance), o que indicaria que esta tiragem se relaciona com assuntos do coração e amizade. A carta na categoria TURQUESA sugere que o uso da Intuição e da Comunicação ajudará na situação em questão. A carta da categoria AMARELO indica que a Autoconfiança e a Coragem aumentam a boa energia para as circunstâncias que você tinha em mente ao misturar o baralho. A carta na categoria VERMELHO sinaliza que você pode se sentir vulnerável e com necessidade de mais Foco, Ancoragem e Proteção. Ler as cartas usando as categorias de cores pode revelar bastante.

Essas cartas sugerem que você mantenha o foco e uma abordagem ancorada (Pinho e Âmbar) para atrair amor e ser amado da maneira que merece ser amado (todas as quatro cartas ROSA).

É do seu interesse se deixar levar por suas habilidades intuitivas e comunicar seus desejos (Nardo e Calcita Azul).

Com coragem, clareza e determinação, deixe-se brilhar intensamente e seja amado por quem você realmente é (Limão Siciliano e Topázio Dourado).

Conforme observado, este baralho é uma ótima forma de ter uma coleção de cristais e conhecimento de aromaterapia ao seu alcance sem um pesado saco de pedras ou uma coleção de óleos essenciais em mãos. Adicione o significado oracular e os óleos essenciais e cristais correspondentes para tornar sua prática espiritual mais profunda.

Ao tirar uma carta, se você o tiver à disposição, inale o óleo essencial correspondente para incluir uma experiência olfativa. No entanto, não é necessário tê-lo em mãos para obter o benefício das mensagens e informações intelectuais do óleo essencial.

Gostaria de recomendar que você considere obter os óleos essenciais associados às cartas que você escolhe com mais frequência. É um sinal para investigar se o uso aromático do óleo essencial seria adequado para você. Leia uma explicação mais aprofundada sobre o uso do óleo essencial específico em meu livro *The Essential Guide to Aromatherapy and Vibrational Healing*. Certifique-se de consultar a seção intitulada "Para sua segurança" a fim de confirmar se há alguma contraindicação. Por exemplo, alguns óleos essenciais aumentam a pressão arterial, enquanto outros a reduzem.

Use o baralho contido neste livro, ou qualquer um dos meus outros seis baralhos, como faria com uma pedra física para ajudá-lo ao longo do dia. Os pensamentos criam a realidade e o uso deste baralho o ajudará a viver suas aspirações, apoiando sua perspectiva para a vida.

Cristais, minerais e pedras guardam a história da Terra e tudo o que este planeta tem a oferecer para ajudar sua alma e seu espírito a evoluir nesta encarnação. A cor, a formação e a maneira como a pedra cresce na terra oferecem uma oportunidade de conhecer a si mesmo e as respostas que você procura.

Esses tesouros brilhantes das entranhas do planeta podem ajudar a dispensar quaisquer pensamentos preocupantes que possam estar atrapalhando seu progresso. Lembram você de se concentrar no que *deseja*, em vez de no que *não deseja*.

Resumindo:

1. Escolha uma carta, qualquer carta.

2. Contemple a foto da pedra.

3. Leia a orientação divina. Use-a de um lado para estabelecer sua intenção e, em seguida, crie uma intenção que desperte sua consciência e melhore sua vida.

4. Vire a carta e leia a intenção de usá-la como uma afirmação para ajudá-lo a manter o foco no que deseja, substituindo assim pensamentos sobre coisas que não deseja. Sinta-se à vontade para reformular a intenção do cristal a fim de ajustá-la à sua específica situação de vida.

5. Toda vez que você olhar ou tocar a carta, incluindo a foto, lembre-se da orientação ou intenção da carta que você tirou, a razão pela qual está trabalhando com ela e reafirme seu propósito.

Você pode carregar consigo a carta, usar joias com as pedras correspondentes, ou colocar pedras menores ao seu redor para manter o foco em suas intenções ao longo do dia. Distribua a carta e as pedras correspondentes estrategicamente em sua casa ou local de trabalho.

Se você escolheu a carta de Quartzo Rosa, quando vir ou tocar o quartzo rosa, quaisquer outros pensamentos que você tiver se dissiparão e o preencherão com o amor que deseja atrair para sua vida. Se você escolheu uma carta de Citrina, é o seu sinal para encontrar maneiras de aumentar a autoconfiança. Toda vez que você tocar a citrina, olhar para ela ou mesmo pensar nela, terá a oportunidade de reafirmar sua intenção de se encher de confiança.

Para obter mais informações, consulte meu livro *The Essential Guide to Crystals, Minerals, and Stones*, que oferece mais detalhes sobre cada pedra. Use o livro para ver quais mistérios elas lhe revelam. Independentemente do método que você usa para incorporar pedras e óleos essenciais de cura em sua vida, certifique-se de formar uma intenção clara que você possa associar a essa pedra em particular toda vez que a vir.

Todos nós temos perguntas e as respostas
estão sempre disponíveis por meio da
contemplação e da conexão divina.

PRIMEIROS PASSOS

Você pode usar este baralho como um guia para escolher combinações de óleos essenciais e pedras com correspondência vibracional a fim de auxiliá-lo em sua vida. Existem algumas formas de escolher uma carta para o dia.

Busque acalmar a mente

Comece concentrando sua intenção na respiração enquanto se firma no momento presente. A respiração é uma maneira fácil de entrar em sua intuição. Forme uma intenção e pense sobre o que você deseja ajudar em sua vida. Use este baralho para incentivar a clareza e a consciência.

Conecte-se com sua natureza divina

Pegue as cartas e embaralhe-as. Mental e emocionalmente, faça uma pergunta ou uma declaração relativa à circunstância sobre a qual deseja obter melhor compreensão. Você pode navegar pelo baralho e se deixar atrair por um óleo essencial ou cristal ou pelas cores. Mantenha o foco no coração. Preste atenção ao que se destaca para atrair sua atenção. Faça uma pausa e dê uma olhada mais demorada. Contemple o significado das palavras e como as afirmações se encaixam em sua situação de vida atual.

Use a intuição

Embaralhe e tire uma carta com base na sensação ou percepção da carta que for certa para você. Confie em si mesmo e brinque com as cartas para conhecê-las.

Escolha uma carta ou várias

Escolha uma ou várias cartas e, em seguida, tire uma carta do baralho. Se uma ou mais saltarem do baralho enquanto você as estiver embaralhando, dê atenção redobrada a essas cartas.

Posicione as cartas

Use a criatividade para dispor as cartas à sua frente. Se você escolher apenas uma carta, agora examine seu contexto. Se selecionar várias cartas, poderá criar uma mandala. Mantenha o foco no coração e em seus pensamentos enquanto usa a imaginação para interpretar a carta e criar sua realidade. Use a carta ao longo do dia para manter seus olhos e mente em suas intenções e objetivos.

Leia as intenções para o óleo essencial e a afirmação

Considere as intenções relativas ao óleo essencial e a afirmação e pense em como isso se aplica à sua vida. Vire a carta para ler os pensamentos positivos no verso. Repita a afirmação positiva até integrá-la ao seu sistema de crenças. Use essa poderosa ferramenta para transformar a sua realidade e obter a vida que deseja viver.

Use cartas o dia todo

Escolha uma carta por dia para transformar sua vida. Carregue a carta com você durante o dia. Olhe para ela com frequência. Sugiro que a guarde onde possa vê-la e lê-la com frequência. Adicione o aroma às suas ferramentas de manifestação, inale o perfume do óleo essencial e mantenha a pedra correspondente por perto. Repita a afirmação até torná-la parte de você. Em pouco tempo, notará como as coisas ficam mais fáceis na área de sua vida que precisa de um pouco de transformação. Coloque a atenção em sua intenção, aja de maneira afirmativa e sinta o entusiasmo e a empolgação que se alinham com essa intenção.

Use as cartas para ajudar outra pessoa

Use o baralho como descrito anteriormente, concentrando-se na pessoa que você está ajudando. Embaralhe as cartas e mantenha o foco nela, na sua pergunta e na intenção da leitura. Ao embaralhar, observe as cartas que se destacam ou caem do baralho. Use essas cartas como uma ferramenta de aconselhamento e para obter *insights* dos reinos vegetal e mineral. Incentive seu amigo ou cliente a repetir os pensamentos positivos e afirmá-los repetidamente. Ao ajudar os outros com suas questões de vida, você ajuda a si mesmo!

Escolha uma, três ou sete cartas

Tire uma carta, três cartas ou sete cartas. Isso fica a seu critério. Comece com uma carta e, em seguida, adicione mais à medida que se abre para sua consciência da orientação fornecida.

Escolha uma carta ou mais para estabelecer o que está acontecendo com você ou com alguém que você está orientando. Em seguida, escolha três ou sete cartas. Não há limite para a quantidade de cartas que você pode retirar do baralho a fim de obter *insight* e compreender a informação.

À medida que você for se familiarizando com o baralho e as pedras, a sequência de cartas que você escolher vai contar uma história ou formar uma frase ou parágrafo. *Cura Vibracional com Óleos Essenciais e Pedras Preciosas* falará com você em muitos níveis. Olhe para cada carta e perceba como elas se juntam a fim de criar uma história ou significado para você ou para a pessoa que você está orientando. Use os pensamentos positivos com o intuito de aprimorar seu foco, sentimentos e percepções da realidade.

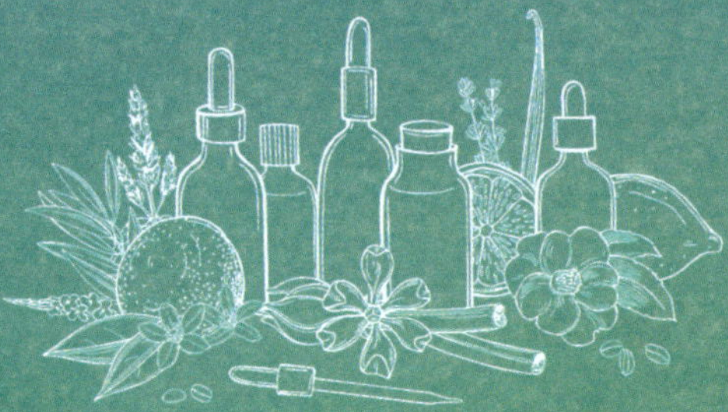

AS CARTAS

A a Z dos Óleos Essenciais e Pedras com Correspondência Vibracional

ABETO E ESMERALDA

Cor de identificação: VERDE

O aroma deste óleo essencial das acículas verde-azuladas e perenes do abeto proporciona uma sensação de vigor e resistência. Deixe o aroma do óleo essencial de abeto invocar clareza, força e sentimentos de segurança. Alinhe-se com o conforto e a alegria e experimente emoções equilibradas. Inale o abeto para adotar uma abordagem pacífica em qualquer projeto ou situação. Este óleo essencial acalma e alivia o estresse e abre caminho para a cura natural. Essa vibrante fragrância verde atrai prosperidade e abundância.

As ricas vibrações verdes do abeto combinadas com a brilhante pedra verde da esmeralda ajudam você a entender que tudo está bem e completo no nível mais profundo. A esmeralda é uma pedra de abundância, cura e de riqueza extrema. Com sua saúde e vitalidade intactas, use esta pedra para atrair sucesso financeiro por meio de suas ações focadas.

A esmeralda está associada ao deus hindu Vishnu e era consagrada a Vênus, a deusa romana do amor. Vênus era conhecida como Afrodite pelos antigos gregos, que usavam esmeraldas a fim de homenageá-la. Trabalhe com a esmeralda para ampliar o amor em sua vida.

Olhe para esta pedra preciosa, inale o aroma fresco e silvestre de abeto e imagine o amor divino envolvendo você. Abrace suas emoções e permita que os raios verdes da dupla abeto e esmeralda abram seu coração totalmente para o amor. Permita que o amor flua através de você para que possa recalibrar as emoções e devolvê-las ao equilíbrio.

Quando a carta Abeto e Esmeralda se tornar parte do seu dia, confie que você pode ter sucesso e prosperar. Ative seu empreendedor interno por meio do estudo focado. Use o conhecimento adquirido para alcançar seus objetivos. Concentre-se no centro do coração e admita o amor em todos os aspectos de sua vida.

Nome botânico: *Tsuga canadenses*.
Fragrância: balsâmica, adocicada, amadeirada, revigorante, semelhante ao pinho, verde.
Componentes químicos: acetato de bornila, borneol, canfeno, cânfora, careno, limoneno, mirceno, pineno.
Propriedades terapêuticas: adstringente, antiespasmódico, anti-inflamatório, antiparasitário, antisséptico, antitussígeno, diaforético, diurético, hemostático, reconfortante, rubefaciente, sedativo, tônico, tranquilizante, vulnerário.
Para sua segurança: o abeto pode causar irritação na pele, dependendo da espécie vegetal.

ALECRIM E QUARTZO TABULAR

Cor de identificação: VERMELHA

Inale o óleo essencial de alecrim para melhorar a clareza mental, a memória e a nitidez. Inspire o aroma enquanto estuda e, também, quando precisar relembrar as informações. É um excelente auxiliar para os estudos. O alecrim ajuda a reconhecer a lealdade e atrair amigos fiéis e autênticos bem como relacionamentos românticos. Com clareza mental e uma conexão com seu senso intuitivo de telepatia, esse aroma auxilia você a eliminar aqueles que não são confiáveis.

O quartzo tabular é benéfico para a comunicação telepática. O alecrim, bom para bloquear a negatividade e o ciúme, pode eliminar as emoções negativas e a paranoia. Trabalhe com o quartzo tabular para obter proteção e consciência mental. O alecrim o ajudará a liberar crenças ultrapassadas, equilibrar o karma e limpar a memória molecular para se tornar saudável e completo.

O quartzo tabular, também conhecido como "*tabby*", é um cristal de dióxido de silício semelhante a um tablete com dois lados muito mais largos do que os outros quatro lados. O quartzo tabular é o conselheiro de relacionamentos do reino das pedras preciosas. Esta pedra oferece suporte por meio do uso de habilidades práticas de escuta e capacidades de comunicação. Com o alecrim para seu nervo olfativo e o quartzo tabular para seus sentidos intuitivos, você pode transmitir e converter com maior eficácia os sentimentos por meio da telepatia. Use ambos a fim de melhorar a comunicação entre você e as outras pessoas.

Ao puxar a carta Alecrim e Quartzo Tabular, concentre-se e use o conhecimento adquirido para atingir seus objetivos. Permita que a energia do alecrim bloqueie as influências externas negativas, enquanto usa o cristal de quartzo "tabby" transparente para ouvir com nitidez e confiar em suas ideias, visões e opiniões pessoais sobre assuntos importantes. Esteja aberto para receber comunicações e percepções por meio de imagens mentais e impressões, além da palavra falada.

Nome botânico: *Rosmarinus officinalis.*
Fragrância: forte, herbácea, limpa, penetrante, pronunciada, resinosa.
Componentes químicos: acetato de bornila, borneol, canfeno, cânfora, cariofileno, cimeno, cineol, curcumeno, linalol, nonanol, pineno, terpineno, terpineol, verbenona.
Propriedades terapêuticas: adstringente, afrodisíaco, analgésico, antibacteriano, antidepressivo, antiespasmódico, antifúngico, antineurálgico, antioxidante, antiparasitário, antirreumático, antisséptico, antitóxico, antitussígeno, antiviral, carminativo, cefálico, cicatrizante, citofilático, colagogo, colerético, descongestionante (fígado), desintoxicante, diaforético, digestivo, diurético, emenagogo, estimulante (glândulas adrenais e nervos), estomacal, hepático, hipertensor, inseticida (forte), laxante, reconfortante, rejuvenescedor (células da pele), revigorante, rubefaciente, sudorífico, tônico, tranquilizante, vulnerário.
Para sua segurança: evite o uso em casos de hipertensão. Evite se houver propensão a ataque epilético.

BERGAMOTA E PERIDOTO

Cor de identificação: AMARELO

O óleo essencial de bergamota o ajuda a lembrar e saber que a bondade e a alegria estão sempre disponíveis para você. Inale bergamota quando precisar agir de forma entusiasmada e destemida no mundo. Deixe este aroma ajudá-lo a limpar a mente e alinhar a consciência com o ensinamento e o conhecimento dos mestres espirituais.

O óleo essencial de bergamota e o peridoto são excelentes em ajudá-lo a transcender qualquer desafio quando você aplica a força interior e a conexão com a vontade divina. Com uma perspectiva mais elevada, você pode abrir a mente para possibilidades ilimitadas e adquirir uma visão mais ampla.

O aroma fresco e radiante ajuda a aumentar sua confiança e coragem. Este óleo essencial e a pedra são mais comumente associados ao plexo solar. O plexo solar está logo abaixo do coração, a região entre o coração e o umbigo. A cor primária associada ao plexo solar é o amarelo. Tons de verde, como oliva, esmeralda, floresta e lima, fortalecem e equilibram o plexo solar. O peridoto é uma pedra verde também conhecida como olivina. Esta pedra foi identificada em meteoritos, na Lua e em Marte. O peridoto fornece uma perspectiva de fora da sua realidade cotidiana.

O peridoto é bom para o Curador Ferido. Alguém que teve seus próprios ferimentos geralmente ajuda outras pessoas em condições semelhantes. Tal pessoa pode ter empatia genuína por aqueles sob seus cuidados. É fundamental manter o cuidador, que está sempre ajudando o próximo, em equilíbrio. Cuidadores e curadores geralmente precisam de autocura e descanso.

Quando você tira a carta Bergamota e Peridoto, é hora de examinar a si mesmo e a sua vida numa contemplação silenciosa. Reserve um tempo para o autocuidado por meio da reflexão. Conecte-se com a sabedoria superior de sua bagagem pessoal. Confie no processo e dê tempo para a integração das experiências da vida.

Nome botânico: *Citrus bergamia.*
Fragrância: adocicada, cítrica, fresca, laranja-limão.
Componentes químicos: acetato de linalil, acetato de nerila, limoneno, linalol, mirceno, pineno, sabineno, terpineno.
Propriedades terapêuticas: analgésico, antibiótico, antidepressivo, antiespasmódico, antiestresse, antiparasitário, antisséptico, antitóxico, antitussígeno, aperitivo, calmante, carminativo, cicatrizante, cordial, desodorizante, digestivo, estomacal, febrífugo, inseticida, laxante, refrescante, revigorante, rubefaciente, sedativo, tônico, vulnerário.
Para sua segurança: este óleo é fototóxico (e potencialmente fotocarcinogênico), portanto, evite a exposição à luz solar direta ao usá-lo topicamente. Não use bergamota velha ou oxidada. Não utilize se estiver grávida ou amamentando.

BÉTULA E AZURITA

Cor de identificação: AZUL

O óleo essencial de bétula é benéfico para acalmar inflamações e limpar a energia negativa. A bétula é um aliado para ajudá-lo a liberar pensamentos e emoções dolorosos. No nível físico, suas propriedades analgésicas ajudam você a prosseguir com clareza mental. Inale este óleo essencial medicinal puro e tenha como intenção trazer harmonia à sua vida. Alinhe-se com um fluxo equilibrado de energia que lhe permite agir de acordo com seus sonhos e torná-los realidade.

A azurita, um rico mineral de carbonato de cobre azul-celeste, promove o avanço com clareza mental e sua capacidade de recuperar informações. Contribui para o fluxo sanguíneo adequado. A bétula atenua a raiva, a frustração e a reação exagerada às circunstâncias da vida. Use a azurita para resgatar informações, resgatar a percepção da parte de você que tudo sabe e tudo vê. A azurita, uma pedra preciosa do chakra do terceiro olho, ajuda você a fluir com atenção plena e clareza.

Quando a carta com esta dupla, a azurita e o óleo essencial de bétula, se mostra, é o momento de encontrar o auxílio necessário para obter serenidade. Ela sinaliza que é hora de fazer um esforço concentrado a fim de liberar a tagarelice constante de sua mente para que você possa atentar aos detalhes e compreender as coisas. Inale a bétula quando precisar de estimulação mental. Em um nível energético, a bétula elimina pensamentos tóxicos quando usada com intenção. A vibração do cobre na azurita auxilia sua natureza intuitiva e permite que você seja um canal para uma consciência superior. Inale a doçura da bétula para permitir que a energia revitalize sua mente e seus processos de pensamento.

Uma curiosidade interessante é que a fragrância da bétula doce exala diretamente da casca da árvore. Os nativos norte-americanos usavam folhas de bétula e a casca seca em cerimônias de purificação, como tendas do suor.

Nome botânico: *Betula lenta.*
Fragrância: amadeirada, doce, gaultéria, intensa, limpa, medicinal, penetrante.
Componentes químicos: acetato de linalila, salicilato de etila, salicilato de metila.
Propriedades terapêuticas: adstringente, analgésico, anti-inflamatório, antiparasitário, antirreumático, antisséptico, antitóxico, depurativo, desinfetante, detergente, diurético, estimulante (sistema circulatório), febrífugo, inseticida, laxante, rubefaciente, tônico.
Para sua segurança: evite em caso de alergia a aspirina, se estiver tomando anticoagulantes e em casos de pressão alta. Não use durante a gravidez ou em período de amamentação. Não use em crianças e jovens menores de 19 anos.

CAMOMILA E ANGELITA

Cor de identificação: AZUL

O aroma característico da camomila é um óleo essencial muito apreciado para trazer reconforto e paz. A essência calmante da camomila auxilia o ato de sonhar e o recebimento de sabedoria e mensagens por meio de visões durante a fase de sonho. A camomila é benéfica na liberação de sintomas físicos da tensão pré-menstrual (TPM) e da dor menstrual.

A camomila também ajuda a baixar a febre e pode ser usada para aliviar as articulações inflamadas. É eficaz no tratamento de entorses e inflamações de todos os tipos. A camomila e a angelita são uma dupla excelente para anular pensamentos raivosos, vingativos ou hostis e proporcionar tranquilidade.

A angelita, associada a mensageiros celestiais como anjos e guias, ajuda você a interpretar e compreender percepções inspiradas pelo divino. Esta pedra preciosa sagrada de cor azul, a angelita, é excelente para atrair a comunicação de ajudantes invisíveis. Visualize e medite com este óleo essencial para trazer uma calma renovada a todos os aspectos da sua vida e do seu corpo. A energia tranquila auxilia sua intuição, bem como sua capacidade de se comunicar com facilidade e graça. Tanto a camomila quanto a angelita ajudam o chakra da garganta em todos os níveis – mental, emocional, físico e espiritual.

A camomila, juntamente com a angelita, contribui para o alívio do estresse, ajudando a curar os nervos em frangalhos. Os efeitos calmantes do aroma e do azul em tom pastel auxiliam na organização de seus pensamentos. Paz e tranquilidade estão à sua disposição.

Acalme a mente e permita a si mesmo se comunicar com os anjos e outros guias espirituais. Lembre-se de que a comunicação precisa incluir ouvir e falar, portanto, preste atenção às mensagens da natureza e de outros ambientes e as ouça com carinho.

Ao tirar a carta Camomila e Angelita, reserve um momento para sintonizar-se com ela se você se sentir em paz e calmo. Anjos e guias provavelmente têm transmitido mensagens de várias maneiras. Portanto, preste atenção aos sinais e símbolos nos sonhos e na vida, incluindo as mensagens da natureza.

Nome botânico: *Anthemis nobilis* (camomila romana).
Fragrância: aroma de maçã característico, forte, frutada, herbácea.
Componentes químicos: angelato de propila (romano), antemol, bisabolol (alemão), butil angelato, butirato de isoamila, camazuleno, canfeno, borneol, careno, cimeno, espiroéteres, farneseno, felandreno, hexil butirato, isoamil angelato, isoamil isobutirato, isobutil angelato, isotuil butirato, metacrilato de isoamila, metil propenil angelato, metil propil angelato, metilbutirato de isoamila, metilbutirato de metil butil, metilpentil angelato, metilpentil isobutirato, mirceno, óxido de bisabolol, pineno, pinocarveol, pinocarvona, terpinina, tujeno.
Propriedades terapêuticas: analgésico, antianêmico, antibacteriano, antibiótico, anticonvulsivo, antidepressivo, antiemético, antiespasmódico, antifúngico, anti-inflamatório, antinevrálgico, antiparasitário, antipruriginoso, antirreumático, antisséptico, antitóxico, aperitivo, calmante, carminativo, cicatrizante,

colagogo, diaforético, digestivo, diurético, emenagogo, emoliente, estomacal, hepático, hipotensor, laxante, sedativo, sudorífico, tônico, tranquilizante, vulnerário.

Para sua segurança: evite se for alérgico a ásteres, margaridas, crisântemos ou ambrosia. Não use durante a gravidez ou em período de amamentação. A camomila romana deve ser evitada no primeiro trimestre da gravidez.

CANELA E PEDRA DO SOL

Cor de identificação: VERDE

O aroma do óleo essencial de canela traz à mente sentimentos de reconforto, aconchego e felicidade. É um perfume perfeito para aumentar a confiança e eliminar quaisquer bloqueios detectados a fim de que você possa avançar com elevada autoestima para alcançar seus objetivos e desejos. Além disso, o óleo essencial de canela é útil para melhorar a função cognitiva e despertá-lo da estagnação mental. Ele ajuda a movimentar a energia e aumentar sua capacidade de integrar tudo o que está acontecendo ao seu redor.

O bem-estar financeiro exige muito foco e a capacidade de acompanhar a dinâmica dos seus negócios ou empreendimentos criativos. Combine os benefícios da canela com sua pedra preciosa equivalente, a pedra do sol, para promover uma ação entusiasmada em direção ao seu plano. Operar no mundo físico requer dinheiro e vitalidade, portanto, com esta pedra em mãos, siga a luz e alinhe-se com a vibração dos recursos necessários para avançar em um projeto.

A pedra do sol o harmoniza com seu brilho. Use-a para elevar seu espírito e aumentar sua autoconfiança. Sua ardente energia dissipa as fluidas emoções em desequilíbrio. A pedra do sol é uma gema de novos começos e traz promessa e otimismo. Utilize-a para ajudá-lo a remover sentimentos de depressão por meio da percepção de que a felicidade está sempre disponível e depende apenas de você.

Quando a carta Canela e Pedra do Sol aparece para você em sua leitura, ela o alerta para a lembrança de que a abundância e a prosperidade estão fluindo constantemente em sua vida. Concretize suas ideias. O sucesso financeiro está à sua disposição. Agir é necessário. Irradie autoconfiança. Aja com fé. Manifeste-se por meio do poder da mente para criar a realidade. Aproveite a vida e abrace com paixão a existência.

Nome botânico: *Cinnamomum zeylanicum.*
Fragrância: almiscarada, doce, forte, penetrante, picante.
Componentes químicos: acetato de cinamila, acetato de eugenila, álcool cinamílico, benzoato de benzila, cariofileno, cinamaldeído, eugenol, linalol, safrol.
Propriedades terapêuticas: adstringente (suave), afrodisíaco, analgésico, anestésico, antibacteriano, antibiótico, anticonvulsivante, antidepressivo, antidiabético, antidiarreico, antidotal,

antiemético, antiespasmódico, anti-inflamatório, antioxidante, antiparasitário, antipútrido, antirreumático, antisséptico (forte), antitussígeno, antiviral, aperitivo, cardíaco, carminativo, digestivo, emenagogo, emoliente, estimulante, estomacal, estrogênico, febrífugo, hemostático, hepático, hipoglicemiante, inseticida, tônico.

Para sua segurança: pode inibir a coagulação do sangue, portanto, evite o uso se estiver tomando anticoagulantes. Não adicione ao banho, pois pode provocar irritação nas membranas mucosas. Não use durante a gravidez ou em período de amamentação.

CAPIM-LIMÃO E CALCITA DOURADA

Cor de identificação: TURQUESA

O aroma do capim-limão limpa a mente e seu ambiente. Revigora e promove clareza. Este óleo essencial para aliviar o estresse também melhora a flexibilidade muscular, reduz a pressão arterial e alivia dores nas articulações.

Além disso, o capim-limão é um excelente óleo essencial para usar em um difusor a fim de dissipar os odores de cozinha ou de animais de estimação em sua casa.

Use o capim-limão também para melhorar os sentimentos de pertencimento e aumentar sua confiança para trabalhar em harmonia com os outros. A calcita dourada é útil em tempos de mudança. Pode ajudá-lo a perceber quais ajustes você precisa fazer para se alinhar com uma autoestima elevada. A pedra calcita dourada é excelente para clareza de propósito e foco. Use este par vibracionalmente correspondente para aumentar a energia alegre em sua vida. Encontre o riso e eleve sua vibração. Deixe o poder dourado dessa dupla iluminar sua autoestima. Concentrar-se regularmente no bem ilumina seu valor e suas boas qualidades.

O capim-limão e a calcita dourada combinados ajudam você a acessar novas e diferentes realidades por meio da jornada espiritual e da meditação. Permita que o fluxo da luz brilhante traga clareza e energize sua vida com paz e calma. As percepções que você experimenta melhoram seu vigor e paixão pela vida.

Quando a carta Capim-limão e Calcita Dourada aparecer, é hora de você se lembrar daquela maravilhosa sensação de energia e vigor. A força interior está à sua disposição. Conecte-se com o portal das verdades espirituais e com a voz interior. Aquiete-se e tome conhecimento. Abra sua consciência para novas percepções e perspectivas. Pense e veja as situações da vida com mais clareza e maior compreensão do todo. Deixe a calcita dourada e o capim-limão iluminarem seu perfumado caminho para a consciência e a percepção superiores. Reserve um momento para contemplar o que isso significa para você.

Nome botânico: *Cymbopogon citratus.*
Fragrância: cítrica, doce, fresca, frutada, terrosa.
Componentes químicos: acetato de geranila, citronelal, geraniol, mirceno, nerol, neral (vestígios de limoneno e citral).

Propriedades terapêuticas: adstringente, analgésico, antibacteriano, antidepressivo, antifúngico, antimicrobiano, antisséptico, antitranspirante, carminativo, desodorizante, diurético, febrífugo, galactagogo, inseticida, sedativo (sistema nervoso), tônico, tranquilizante.

Para sua segurança: use em pequenas quantidades diluídas a 1% ou menos para aplicações na pele, pois pode causar irritação cutânea. Não use durante a gravidez ou em período de amamentação.

CEDRO E MADEIRA PETRIFICADA

Cor de identificação: VERMELHO

O óleo essencial de cedro é um aroma de ancoragem que ajuda a manter a consciência da terra, da natureza e de toda a vida. Lascas ou agulhas do cedro são usadas em cerimônias de oração e bênçãos. Muitas vezes, o cedro é incluído em *pot-pourris* para substituir a negatividade por energia positiva e sabedoria superior.

O efeito de ancoragem auxilia indivíduos com pensamentos dispersos e incapacidade de manter o foco. Com intenção clara, a energia do cedro e da madeira petrificada ajuda você a fortalecer seus potenciais internos.

As árvores de cedro têm a vibração de serem guardiãs deste planeta. O cedro é um bom aliado da aromaterapia, e a madeira petrificada fossilizada mantém a vibração que ajuda a compreensão dos ciclos da terra e dos ciclos da vida. Use essa energia para regenerar e fortalecer sua estrutura celular.

A madeira petrificada carrega inerentemente a vibração da sabedoria e conhecimento antigos e ajuda você a acessar isso do fundo de sua consciência. A madeira petrificada é um pseudomorfo de calcedônia, no qual as moléculas são substituídas lentamente por quartzo (dióxido de silício) para reter a estrutura da madeira. Da mesma maneira, o aroma do cedro e o trabalho com a madeira petrificada tornam-se aliados para trazer à tona os sentimentos arraigados e remover limites desnecessários do seu potencial.

Quando você tira a carta Cedro e Madeira Petrificada, ela ilumina sua capacidade de ancorar suas experiências espirituais. Sinaliza um lembrete para limpar sua energia e espaço e amplificar a vibração de segurança e bem-estar. Passe algum tempo na natureza. Encontre uma forma de estabelecer suas raízes na terra e na natureza. Esta combinação, cedro e madeira petrificada, renova sua crença em possibilidades infinitas e em seu potencial ilimitado.

Nome botânico: *Juniperus virginiana.*
Fragrância: amadeirada; lembra uma floresta, terrosa.
Componentes químicos: cedreno, cedrol, chamigreno, cupareno, himaqueleno, selineno, tujopseno, widdrol.
Propriedades terapêuticas: adstringente, antiespasmódico, antipruriginoso, antisseborreico, antisséptico, antitussígeno, balsâmico, cicatrizante (pele), diurético, emenagogo, emoliente, inseticida, sedativo.

Para sua segurança: não use durante a gravidez ou em período de amamentação.

CRAVO-DA-ÍNDIA E ARAGONITA

Cor de identificação: VERDE

O aroma picante e quente do óleo essencial de cravo-da-índia acende sua determinação. Bem conhecido através dos tempos por suas propriedades protetoras e de limpeza, este óleo essencial bloqueia a negatividade e cria um escudo protetor à sua volta e ao redor de tudo o que é importante para você. Em alinhamento com sua forte vibração de proteção, o óleo essencial de cravo-da-índia fortalece a confiança e alivia a letargia energética. Use o cravo-da-índia para melhorar sua capacidade de imaginar e visualizar um resultado positivo em todos os aspectos de sua vida.

A aragonita, a respectiva pedra de correspondência vibracional, ajuda você a efetivar soluções inspiradas e abordar sua vida de maneira criativa com clareza, organização e soluções originais. As respostas que procura estão dentro de você. O óleo essencial de cravo-da-índia é uma excelente ferramenta para visualização criativa e imaginação de realidades potenciais a fim de melhorar todas as áreas da sua vida. A inalação de óleo essencial de cravo-da-índia tem um efeito estimulante em sua mente. Melhora a sua memória e aumenta a sua energia.

Talvez você tenha evitado encarar uma questão emocional. Reserve um tempo para encontrar a causa raiz dos padrões emocionais. Remova os desafios que estão entrincheirados em seu corpo emocional e cure-o de uma vez por todas.

Ao tirar a carta Cravo-da-índia e Aragonita, deixe essa combinação ajudá-lo a prestar atenção à sua voz interior e a agir com confiança. Pode ser hora de eliminar padrões estabelecidos a fim de abrir caminho para a criatividade. Estabeleça limites e bloqueie energia e pensamentos negativos. Mantenha o foco e a clareza mesmo durante o caos criativo. Atraia ideias originais e soluções não convencionais e aja com base nessas ideias.

Abra a consciência para lampejos intuitivos e inspiração divina a fim de manifestar objetivos. Esteja disposto a canalizar a inspiração divina e a organizar seus pensamentos e ideias inspiradas na realidade manifesta.

Nome botânico: *Eugenia caryophyllata.*
Fragrância: forte, frutada, picante, quente.
Componentes químicos: acetato de eugenila, cariofileno, eugenol, isoeugenol.
Propriedades terapêuticas: abortivo, afrodisíaco, analgésico, anestésico (local), antibacteriano, antibiótico, antidepressivo, antiemético, antiespasmódico, antiestresse, antifúngico, anti-inflamatório dermatológico, antineurálgico, antioxidante, antiparasitário, antirreumático, antisséptico (forte), antitussígeno, antiviral, aperitivo, carminativo, cáustico, cicatrizante, emenagogo, estimulante (vitalidade), estomacal, inseticida, tônico.

Para sua segurança: pode causar irritação na pele. Pode inibir a coagulação do sangue, portanto, evite o uso se estiver tomando anticoagulantes. Não use com crianças e jovens menores de 19 anos. Não use durante a gravidez ou em período de amamentação.

ELEMI E CALCITA LARANJA

Cor de identificação: AMARELO

O aroma picante e cítrico do óleo essencial de elemi ajuda você a aceitar que a única constante na vida é a mudança. O elemi é um óleo essencial que ajuda você a se deixar levar pelo fluxo do ritmo da vida. Inspire-o para ajudar a manter pensamentos positivos enquanto você se ajusta a novos começos.

Use o elemi para o trabalho de oração. Ore pelo seu bem-estar, assim como pelo bem-estar de tudo que é vivo. Combine o uso do óleo essencial de elemi com a calcita laranja para equilibrar suas emoções e sentir-se forte e feliz em todos os níveis – mental, emocional, espiritual e físico.

A calcita laranja, a pedra correspondente, pode ser usada para ajudá-lo a encontrar aquela sua parte que o lembra de que você tem valor e é magnífico. Essa pedra do chakra do sacro também é útil no nível do plexo solar para ajudar a ativar a coragem e a confiança, mesmo quando a vida se transforma ao seu redor e dentro de você. Em essência, a calcita ajuda a transformar a ansiedade associada à mudança. Essa ansiedade é simplesmente o medo do desconhecido. Embora a calcita seja uma rocha, há uma espécie de suavidade nela.

Tudo é energia; portanto, escolha vibrar no ritmo do amor. Use palavras compassivas e tome medidas para demonstrar sua intenção de bondade e amor. Agir assim beneficia de verdade a consciência planetária. Cada pensamento cria a realidade. Escolha seus pensamentos, o tom de sua voz e suas ações de maneira consciente. Abrace a mudança e lembre-se de que você faz a sua realidade.

Quando a carta Elemi e Calcita Laranja faz parte do seu dia, ela o alerta para confiar no processo de mudança. Talvez você esteja passando por alterações significativas em sua vida. Tudo está se desenrolando como deveria. Confie no processo. Sempre há coisas boas que surgem da transição. Use a imaginação e seja inovador em sua abordagem às mudanças.

Nome botânico: *Canarium luzonicum*.
Fragrância: cítrica, picante.
Componentes químicos: cimeno, cineol, elemicina, elemol, felandreno, limoneno, metil eugenol, mirceno, pineno, sabineno.
Propriedades terapêuticas: analgésico, antibacteriano, antifúngico, antisséptico, antitussígeno, antiviral, balsâmico, cicatrizante, estimulante (sistema imunológico), estomacal, tônico, tranquilizante, vulnerário.
Para sua segurança: não use com crianças pequenas. Não use durante a gravidez ou em período de amamentação.

EUCALIPTO E CRISOCOLA

Cor de identificação: TURQUESA

A fragrância estimulante do óleo essencial de eucalipto limpa a mente e o trato respiratório. O eucalipto, comumente usado em saunas e spas, tem uma qualidade refrescante e ajuda a aliviar o estresse e sentimentos de agitação e frustração. Além disso, o eucalipto dissipa a energia psíquica negativa. Solte as amarras que tolhem e libere os bloqueios já detectados com o aroma em sua atmosfera.

Com sua coloração verde-azulada proveniente da azurita, da malaquita, da cuprita e de outros minerais de cobre, a crisocola tem muito a oferecer para trazer paz. A azurita possui um efeito refrescante, enquanto a malaquita ajuda a desvendar o padrão para a fonte de onde a agitação teve início, seja na semana anterior ou muitos anos antes. A cuprita e os minerais de cobre criam um canal para realinhar o corpo, a mente e o espírito com paz e harmonia.

Se você se sentir perturbado por pensamentos repetitivos negativos, trabalhe com o óleo essencial de eucalipto e a crisocola a fim de transformar sua angústia. Firme-se na intenção de se libertar de pensamentos negativos ou tóxicos, em especial aqueles que parecem povoar sua consciência há tempos. O aroma refrescante do eucalipto e a energia equilibrante da crisocola ativam uma limpeza dos processos mentais. Libere a tensão em seus músculos e relaxe.

Quando o óleo essencial de eucalipto e a crisocola se unem, use a energia para a cura definitiva e amorosa. Passos para restaurar o equilíbrio emocional, físico e mental são oportunos.

Experimente a visualização e a meditação com aromaterapia para trazer uma calma renovada a todos os aspectos da vida e do corpo. Paz e tranquilidade estão sempre disponíveis para você. Respire fundo e esteja atento às conexões energéticas entre você e os outros. Limpe os bloqueios em sua consciência, libere a raiva e rompa com apegos e hábitos prejudiciais. Meditação e registros num diário podem ajudá-lo a ter as percepções necessárias para se tornar mais consciente. Reconforto e paz estão à sua disposição com esta dupla.

Nome botânico: *Eucalyptus radiata*.
Fragrância: apimentada, estimulante, medicinal, penetrante, poderosa.
Componentes químicos: aromadendreno, cariofileno, cimeno, geraniol, globulol, (Globulus) cineol, limoneno, mirceno, pineno, pinocarveol, pinocarvona (Radiata) cineol, piperitol, piperitona, terpineno, terpineol.
Propriedades terapêuticas: adstringente, analgésico, antibacteriano, antibiótico, antidiabético, antídoto, antiespasmódico, antifúngico, anti-inflamatório, antineurálgico, antiparasitário, antipruriginoso, antipútrido, antirreumático, antisséptico (forte), antitussígeno, antiveneno, antiviral (trato respiratório), cefálico, cicatrizante, depurativo, descongestionante, desodorizante, diaforético, diurético, estimulante (sistema circulatório), febrífugo, germicida, hemostático, inseticida, purificante, refrescante, regenerativo (tecido da pele), revigorante, revitalizante, rubefaciente, tônico, vulnerário.

Para sua segurança: evite (ou use pequenas quantidades) em caso de epilepsia ou de pressão alta. Pode interferir na eficácia dos remédios homeopáticos. Não use durante a gravidez ou em período de amamentação. Evite o uso em crianças.

GERÂNIO E QUARTZO ROSA

Cor de identificação: ROSA

O óleo essencial de gerânio traz um equilíbrio saudável. Ele lembra ao seu corpo por meio do nervo olfativo que você está em constante estado de restauração e cura. A vibração deste óleo essencial desencoraja o ciúme e as forças antagônicas. Inspire esse aroma a fim de liberar a energia que o deixa para baixo e elevar o pensamento para o foco em soluções e cooperação. Essa vibração harmoniosa se infiltra em todos os aspectos de sua existência, incluindo o físico, mental e emocional. Em um nível espiritual, convide a preciosa energia de seus guardiões e anjos para sustentá-lo e bloquear qualquer coisa que não seja para o seu bem maior.

Permita que esse aroma flutue pelo seu espaço e concentre-se na cor do quartzo rosa com a intenção de ser compassivo e gentil. Construa uma ponte entre seus chakras para conectar sua existência humana como um indivíduo ancorado neste planeta com sua existência espiritual. O suave colorido do cristal de quartzo rosa é perfeito para situações em que você precisa se sentir confortado e cercado de amor incondicional. Use-o quando precisar ampliar os sentimentos de amor incondicional pelos outros também. É uma boa pedra para luto, perda de amor, amizades, melhor conexão com todos os seres e cultivo de relacionamentos existentes.

Quando a carta Gerânio e Quartzo Rosa aparecer no seu dia, deixe-se concentrar no seu coração ao longo do dia. Torne uma prática continuar voltando sua atenção para o coração repetidas vezes. Observe como as coisas ficam mais fáceis e como você se sente mais feliz quando faz da atenção plena uma prática regular.

Nome botânico: *Pelargonium graveolens*.
Fragrância: doce, floral, forte, fresca, frutado.
Componentes químicos: butirato de feniletila, butirato de geranil, cariofileno, citronelol, eudesmol, formiato de citronelila, formiato de geranil, geraniol, germacreno D, guaia, isomentona, linalol, óxido de rosa, propionato de geranil, tiglato de geranil.
Propriedades terapêuticas: adstringente, analgésico, antibacteriano, antibiótico, anticoagulante, antidepressivo, antidiabético, antiespasmódico, antiestresse, antifúngico, anti-inflamatório, antiparasitário, antisséptico, cicatrizante, citofilático, depurativo, desodorizante, diurético, estimulante (glândulas adrenais; sistemas circulatório e linfático), hemostático, inseticida, regulador (funções glandulares e hormônios), rejuvenescedor (tecido da pele), revigorante (menopausa e síndrome pré-menstrual),

sedativo (suave) (ansiedade), tônico, tonificante (pele), vasoconstritor, vulnerário.

Para sua segurança: não use durante a gravidez, embora possa ser útil durante o trabalho de parto e o parto em si, se prescrito por um profissional de saúde confiável.

HORTELÃ-PIMENTA E CALCITA VERDE

Cor de identificação: AZUL

A hortelã-pimenta mantém a vibração do movimento de avanço, impulsionando você na direção que precisa seguir. Como pedra da transformação, a calcita verde ajuda sua mente a processar quaisquer alterações significativas pelas quais você possa estar passando, incluindo uma revisão completa de sua vida, bem como mudanças traumáticas e aparentemente indesejadas. Esta pedra ajuda você a se concentrar em bons pensamentos para se curar em muitos níveis de consciência.

Use a hortelã-pimenta para ordenar as emoções. Com a hortelã-pimenta por perto, reserve um tempo para registrar e listar tudo o que sente a fim de obter clareza e decidir o que está pronto para liberar. Ela também auxilia você a absorver, processar e integrar para poder seguir em frente com entusiasmo. A hortelã-pimenta é excelente para ajudar a afastar pensamentos e sentimentos depressivos.

Use a calcita verde para se concentrar em equilibrar as emoções ao lidar com uma mudança na condução de uma questão. Isso o ajuda a manter o foco no amor que você é e nos relacionamentos amorosos que você merece. Use esta pedra para resolver a raiva de si mesmo e dos outros. Ela permite que você se livre de julgamentos e siga em frente. Ela também auxilia a curar um coração partido.

Quando você tirar a carta Hortelã-pimenta e Calcita Verde, faça as alterações que deseja realizar. Tudo ficará bem. A única constante na vida é a mudança. Reserve um tempo para se ajustar e nutrir-se à medida que a mudança ocorre com a calcita verde na mão. Inale a hortelã-pimenta para permanecer no momento presente e saboreie a experiência à medida que as mudanças se desenrolam. Honre e aceite a mudança.

Nome botânico: *Mentha piperita*.
Fragrância: forte, fresca, limpa, mentolada, muito intensa, verde.
Componentes químicos: acetato de mentila, cariofileno, cineol, hidrato de sabineno, isomentona, limoneno, mentofurano, mentol, mentona, neomentol, pulegona.
Propriedades terapêuticas: adstringente, afrodisíaco, alterativo (suave), analgésico, anestésico, antibacteriano, antibiótico, anticonvulsivante, antidepressivo, antidiarreico, antiespasmódico (sistema digestivo), antiflogístico, anti-inflamatório, antilactagogo, antineurálgico, antiparasitário, antipruriginoso, antisséptico, antitóxico (envenenamento gastrointestinal), antitussígeno, antiviral, aperitivo, carminativo, cefálico, colagogo, cordial,

depurativo, descongestionante, digestivo, emenagogo, estimulante (sistema nervoso), estimulante, estomacal, febrífugo, hepático, inseticida, refrigerante, restaurador, revigorante, sudorífico, tônico (coração), tranquilizante, vasoconstritor.

Para sua segurança: pode causar irritação na pele. Não aplique em áreas sensíveis, membranas mucosas ou partes íntimas. Mantenha longe dos olhos. Use em pequenas quantidades. Pode interferir na eficácia de medicamentos homeopáticos. Não use durante a gravidez ou em período de amamentação.

ILANGUE-ILANGUE E ZOISITA COM RUBI

Cor de identificação: ROSA

A doce fragrância floral do ilangue-ilangue é muito encorajadora e estimulante. O ilangue-ilangue é conhecido como Árvore-Perfume. O nome significa "flor das flores" em tagalo (um dialeto das Filipinas). Tem um efeito antidepressivo e euforizante. Inspire o ilangue-ilangue para se alinhar com a vibração da Deusa ou do Divino Feminino e instilar paz, amor e apoio. Sua fragrância é como cheirar beleza e amor.

Empregue o óleo essencial de ilangue-ilangue para ajudá-lo a reconhecer a abundância de ajudantes espirituais disponíveis para você o tempo todo – mestres, entes queridos do Outro Lado, santos, anjos, deusas, musas e assim por diante. Combine o aroma com a pedra correspondente, a zoisita com rubi, para trazer uma enxurrada de bênçãos adornadas de joias. A zoisita com rubi o auxilia a mudar suas percepções para que você possa ver tudo através dos olhos do amor. Esta pedra possibilita que você fale com o coração e permite que a vibração do amor flua através de você.

O ilangue-ilangue relaxa a mente e alivia o diálogo interior que absorve sua consciência. Use o ilangue-ilangue para ajudar a acalmar emoções erráticas; lembre-se de que isso traz sentimentos à tona para permitir discussão e autoconsciência. O ilangue-ilangue melhora o estado de alerta e a atenção. Ajuda a enxergar amor, sentir amor, ser amor e encorajar pensamentos amorosos para você e para os outros.

Quando você tira a carta Ilangue-ilangue e Zoisita com Rubi, é hora de permitir o amor. Esteja disposto a receber amor. Abra-se para aceitar presentes, amor e atenção com naturalidade e graciosidade. É seguro deixar que os outros façam coisas boas para você e lhe ofereçam assistência. Permita que bênçãos e amor sejam derramados em seu coração aberto e receptivo. Receba com leveza.

Nome botânico: *Cananga odorata*.
Fragrância: adocicada, floral, intensa, narcótica.
Componentes químicos: acetato de benzila, acetato de cinamila, acetato de farnesila, acetato de geranila, benzoato de benzila, benzoato de metila, cadineno, cadinol, cariofileno, copaeno, éter metílico de cresol, geraniol, germacreno, linalol, muuroleno, muurolol, salicilato de benzila, salicilato de metila.

Propriedades terapêuticas: afrodisíaco, antidepressivo, antipruriginoso, antisséptico, calmante, carminativo, emenagogo, emoliente, estimulante (sistema circulatório), eufórico, fixador, hidratante, hipotensor, rejuvenescedor (pele e cabelos), relaxante, sedativo, tônico, tranquilizante.

Para sua segurança: evite o uso em casos de pressão arterial baixa. Não use durante a gravidez ou em período de amamentação.

LARANJA E CORNALINA

Cor de identificação: VERDE

O aroma doce e radiante do óleo essencial de laranja prenuncia otimismo, alegria e prosperidade. O óleo de laranja traz força espiritual e autoconfiança para auxiliá-lo enquanto você desenvolve seus dons e transforma suas ideias em realidade. O óleo essencial de laranja incentiva você a concretizar corajosamente suas ideias sem hesitação. Visualize seu futuro e participe dele com alegria à medida que ele se desenrola.

Quando usado em conjunto com a cornalina, a variedade vermelho-alaranjada da calcedônia, você pode ativar a criatividade de sua mente fértil. Esta combinação de óleo essencial de laranja e a vibrante cornalina é uma dupla perfeita para transformar suas ideias criativas em realidade – a cornalina é uma pedra preciosa ideal para melhorar as habilidades de visualização, e a adição do aroma de laranja traz uma vibração alegre a tudo o que você faz.

Juntamente com sua intenção, trabalhar com a cornalina e a laranja desperta o desejo de descobrir padrões terrenos que o impedem de alcançar a autorrealização. Respire profundamente com a sensação de conhecimento para aceitar a si mesmo e sua sabedoria inerente.

Quando você tirar a carta Laranja e Cornalina, tome isso como um sinal para criar e usar essas boas ideias e ter a coragem de agir a fim de realizar seus sonhos. Esta carta é um lembrete para você aumentar sua conscientização. Mantenha o foco no momento presente e no que é importante em sua vida. Relaxe e lembre-se: você pode alcançar alturas maiores com foco, pensamento criativo, imaginação e prática de meditação dedicada. Estabeleça um círculo de proteção para mantê-lo no curso. Use a clareza mental para desenvolver sua capacidade de se manifestar com o uso de sua imaginação.

Nome botânico: *Citrus sinensis*.
Fragrância: cítrica, doce, floral.
Componentes químicos: limoneno, mirceno, pineno.
Propriedades terapêuticas: adstringente, antibacteriano, anticoagulante, antidepressivo, antiemético, antiescorbútico, antiespasmódico, antiestresse, antifúngico, anti-inflamatório, antipiorreico, antisséptico, antitóxico, antitussígeno, antiviral, aperitivo, calmante, carminativo, colagogo, colerético, depurativo, digestivo, diurético, estimulante (sistemas digestivo e linfático), estomacal,

febrífugo, hemostático, hepático, hipnótico, laxante, refrescante, sedativo, tônico, tranquilizante, vasoconstritor, vulnerário.
Para sua segurança: este óleo é fototóxico; portanto, evite a exposição à luz solar direta ao usá-lo topicamente.

LAVANDA E AMETISTA

Cor de identificação: ROSA

As doces qualidades transformadoras do óleo essencial de lavanda abrangem muitos usos para a saúde e o bem-estar do corpo, da mente e da alma. No nível físico, a natureza benéfica da lavanda é tão abrangente que a lista de seus atributos positivos poderia encher um livro. Se você pudesse ter apenas um óleo essencial em seu armário, a lavanda seria o melhor óleo para escolher. Os benefícios físicos da lavanda incluem alívio de dores musculares, melhora da acne, eliminação de infecções, repelência de insetos, tratamento de infecções bacterianas, cicatrização de queimaduras e outras feridas menores, alívio de dores de ouvido, tratamento de eczema, alívio da fadiga, redução de febres, alívio de dores de cabeça, alívio da insônia, alívio de cólicas menstruais, equilíbrio de hormônios na menopausa, tratamento de herpes-zóster e alívio da sinusite.

Combine o óleo essencial de lavanda com a pedra preciosa ametista para criar uma combinação poderosa que conforta e acalma. Tanto a lavanda quanto a ametista são excelentes para transformar desafios e condições de desequilíbrio, não apenas fisicamente, mas também mental, emocional e espiritualmente. Tanto a pedra quanto o óleo essencial são ótimas ferramentas para meditação. Além disso, essa combinação atrai bênçãos e amor. Como a lavanda, a vibração roxa na ametista tem poderosas qualidades transformadoras.

Para usar essa vibração em situações desafiadoras e indesejadas, imagine-se cercado por uma grande bolha vibrante e brilhante de luz violeta que emana da pedra. Ao visualizar isso, saiba que tudo o que o desafia está atualmente em processo de transformação. Transmute-o em algo poderoso e positivo. Imagine a situação desafiadora mudando para o que você quer em contraposição como é atualmente. Combine a vibração de sua imaginação com a luz violeta para efetuar a mudança.

Quando você tira a carta Lavanda e Ametista, é hora de encontrar as ferramentas para trazer reconforto a si mesmo e, em seguida, tome em suas próprias mãos fazer o que for necessário para tornar sua vida mais feliz e cheia de paz e tranquilidade. Primeiro, observe a conexão com o Divino. Você está recebendo *insights* intuitivos para ajudá-lo em sua vida diária. Você pode transformar sua realidade usando a orientação espiritual que recebe.

Nome botânico: *Lavandula officinalis.*
Fragrância: amadeirada, doce, floral, fresca, herbácea, leve, limpa, quente, suave, verde.

Componentes químicos: acetato de geranil, acetato de linalil, acetato de octen-3-ila, cânfora, cariofileno, cumarina, farneseno, herniarina, linalol, terpineno.
Propriedades terapêuticas: analgésico, antibacteriano, antibiótico, anticonvulsivo, antidepressivo (síndrome pré-menstrual e menopausa), antiespasmódico, antiestresse, antifúngico, anti-inflamatório, antiparasitário, antirreumático, antisséptico, antitóxico, antitussígeno, antiveneno, antiviral, aperitivo, calmante, carminativo, cefálico, cicatrizante, cicatrizante (pele), citofilático, colagogo, cordial, descongestionante, desintoxicante, desodorizante, diurético, emenagogo, estimulante (sistema respiratório), estomacal, hipotensor, inseticida, regenerador (tecido cutâneo), restaurador, revigorante, sedativo (coração), sudorífico, tônico, tranquilizante, vulnerário.
Para sua segurança: sem contraindicações conhecidas.

LIMÃO-GALEGO E CIANITA VERDE

Cor de identificação: AMARELO

O doce aroma do limão-galego imediatamente levanta seu ânimo. Como outros óleos cítricos, auxilia na clareza mental e no estado de alerta. É um óleo essencial perfeito para ajudá-lo a permanecer no momento presente e a se sentir conectado com o ambiente e a vida ao seu redor. O óleo essencial de limão-galego é benéfico para liberar medos e bloqueios já detectados. Use-o para superar a tristeza e encontrar alegria e entusiasmo. Sua fragrância adocicada ajuda a neutralizar os pensamentos sombrios e a trazer consciência para a doçura da vida.

Empregue as qualidades desinfetantes do óleo essencial de limão-galego para limpar bancadas e superfícies tocadas com frequência. É um excelente óleo para manter a cozinha e o banheiro limpos. Além disso, as qualidades antivirais do limão-galego previnem infecções e aliviam dificuldades respiratórias.

Com sua pedra parceira, a cianita verde, o óleo essencial de limão-galego auxilia sua capacidade focada no coração de transformar sua realidade. Com a cianita verde na mão, ao inalar o óleo essencial de limão-galego, você experimentará uma sensação de harmonia e conexão com uma experiência mais elevada do coração sincronizado e equilibrado com a mente e as emoções. A cianita verde é útil para fortalecer seu relacionamento com os centros de energia do corpo. Use este óleo essencial e esta pedra para a alegre integração da prática espiritual disciplinada. Convide pensamentos elevados e traga sua consciência para a doçura da vida.

Quando você tirar a carta Limão-galego e Cianita Verde do baralho, tenha como intenção alinhar a mente e o coração com a consciência superior. Respire fundo, limpe a mente e estabeleça a firme meta de se conectar com a luz de sua alma. Alinhe conscientemente seus chakras e recupere seu equilíbrio. Use a intuição dos chakras da coroa e do coração e torne uma prática diária confiar em suas percepções e instintos.

Nome botânico: *Citrus aurantifolia.*
Fragrância: doce, cítrica, fresca.
Componentes químicos: bergamoteno, bisaboleno, cariofileno, farneseno, geranial, limoneno, mirceno, neral, pineno, sabineno, terpineno.
Propriedades terapêuticas: adstringente, antibacteriano, antidepressivo, antiesclerótico, antiescorbútico, antiespasmódico, antilítico, antioxidante, antirreumático, antisséptico, antitóxico, antiviral, aperitivo, depurativo, desinfetante, estimulante (sistemas digestório e linfático), febrífugo, hemostático, hepático, inseticida, refrescante, restaurador, revitalizante, tônico (sistema imunológico).
Para sua segurança: este óleo é fototóxico; portanto, evite a exposição à luz solar direta ao usá-lo topicamente.

LIMÃO SICILIANO E TOPÁZIO DOURADO

Cor de identificação: AMARELO

O aroma limpo do óleo essencial de limão siciliano é excelente para ajudar você a se concentrar no trabalho, especialmente ao lidar com detalhes cruciais ou tarefas que precisam de atenção específica. O limão siciliano traz clareza mental e consciência concentrada. Inale o óleo essencial de limão siciliano para reduzir erros técnicos, sobretudo ao lidar com números ou contabilidade.

A clareza obtida com o uso desse óleo essencial e o topázio dourado vai além da clareza mental em relação a finanças e operações bancárias; a compreensão obtida ao aspirar o óleo essencial de limão siciliano também é benéfica quando você deseja se tornar consciente dos padrões repetitivos de pensamentos autolimitantes que o impedem de prosseguir. Por meio das percepções, você encontrará um novo nível de confiança e elevada autoestima. Reserve um tempo para integrar e contemplar o que está acontecendo ao seu redor e dentro de você. Essa combinação também se relaciona com a digestão nos níveis físico, mental e emocional. Lembre-se de reservar um tempo para acalmar a mente e organizar os detalhes do seu dia e da sua vida.

O topázio dourado, a pedra preciosa perfeita do plexo solar, ajuda você a se lembrar de todas as suas boas qualidades e a se concentrar nelas. O topázio dourado é uma pedra de energia positiva. O amarelo dourado claro estimula a alegria e bons pensamentos. É um complemento útil para tirá-lo da depressão e renovar sua autoconfiança. Use-o para aumentar sua coragem de colocar boas ideias em ação.

Quando a carta Limão Siciliano e Topázio Dourado sair para você, é hora de se cercar de pessoas que reconhecem e valorizam seus talentos. A apreciação delas ampliará seu brilho enquanto você irradia sua luz. Tirar esta carta pode sinalizar que é hora de estabelecer limites com um amigo, familiar ou colega. Abrace seu poder com graça e coragem.

Nome botânico: *Citrus limon.*
Fragrância: fresca, limpa, pura.
Componentes químicos: acetato de nerila, cimeno, geranial, limoneno, mirceno, neral, pineno, sabineno, terpineno, terpineol.
Propriedades terapêuticas: adstringente, antianêmico, antibacteriano, antibiótico, antidepressivo, antiesclerótico, antiescorbútico, antiespasmódico, antiestresse, antifúngico, antilítico, antineurálgico, antioxidante, antiparasitário, antipruriginoso, antirreumático, antisséptico (forte), antitóxico, antitussígeno, aperitivo, calmante, carminativo, cefálico, cicatrizante, coagulante, depurativo, descongestionante, desinfetante, desintoxicante, digestivo, diurético, emoliente, estimulante (sistemas circulatório e linfático), estomacal, febrífugo, hemostático, hepático, hipotensor, inseticida, laxante, purificador do sangue, refrescante, revigorante (sistema imunológico), revitalizante, rubefaciente, sedativo, sudorífico, tônico.
Para sua segurança: este óleo é fototóxico. Evite a exposição à luz solar direta ao usá-lo topicamente.

MANJERICÃO E CAROÍTA

Cor de identificação: VERMELHO

O manjericão ajuda na clareza mental e melhora da memória, além de combinar perfeitamente com a caroíta para desembaraçar pensamentos caóticos. Essa combinação é útil quando você precisa esclarecer circunstâncias confusas e situações complexas. Reserve um tempo para se interiorizar e recorrer ao seu eu superior, guias espirituais e anjos a fim de se abrir para a inspiração de que você precisa para transformar sua vida.

Misture manjericão com outros óleos essenciais para ajudar a facilitar as lembranças de vidas passadas a fim de despertar sua consciência nesta vida. A intensa energia da caroíta auxilia você no processo de transformação espiritual. Em algumas culturas latinas, o manjericão é considerado uma planta protetora da casa, em geral pendurada na porta da frente ou dos fundos. O folclore sugere colocar uma folha no peito para proteção durante o descanso. Esta erva culinária é uma excelente planta para uma horta de ervas de cozinha.

O aroma do manjericão estimula o sucesso financeiro. Use as qualidades do manjericão para aumentar suas habilidades empreendedoras e lucrativas e, com um pensamento claro, inspire-se com o *know-how* para transformar suas ideias em realidade.

Pedra da metamorfose, a caroíta amplifica a coragem, mesmo diante de desafios. Você pode usar a caroíta por suas propriedades transformacionais para ajudá-lo a expandir sua visão de realidades potenciais e trazer *insights* a fim de manter um ambiente seguro.

Quando a carta Manjericão e Caroíta se apresenta, é um lembrete de que você tem o poder de transformar sua vida e afastar qualquer pensamento negativo ou pessoas e situações negativas. Quando a vida estiver fora de controle, recorra a guias e anjos para iluminar seu caminho. Alinhe-se com seu ser criativo interior e avance com clareza. Seu caminho ficará evidente à medida que você caminhar.

Nome botânico: *Ocimum basilicum*.
Fragrância: pronunciada, pura.
Componentes químicos: cariofileno, estragol, eugenol, isoeugenol, metil eugenol, ocimeno.
Propriedades terapêuticas: abortifaciente, afrodisíaco, analgésico, antibacteriano, antibiótico, antidepressivo, antiespasmódico, antiestresse, antiparasitário, antisséptico, antitussígeno, antivenenoso, aperitivo, calmante, carminativo, cefálico, diaforético, digestivo, emenagogo, estimulante, estomacal, estrogênico, febrífugo, galactagogo, inseticida, laxante, purificador do sangue, restaurador, sedativo, sudorífico, tônico.
Para sua segurança: use com moderação ou de vez em quando, pois inibe a coagulação do sangue, é potencialmente cancerígeno e pode provocar leve irritação na pele e nas membranas mucosas. Evite o uso em peles sensíveis. Não use se estiver grávida ou amamentando. Não use em crianças e jovens menores de 16 anos.

MANJERONA-DOCE E QUARTZO DO AMOR

Cor de identificação: ROSA

O aroma do óleo essencial de manjerona-doce alinha você com o chakra do coração. Tanto os gregos quanto os romanos coroavam os casais com manjerona-doce em seus casamentos. Invoque a deusa grega do amor e da beleza, Afrodite, enquanto inala a manjerona-doce. O aroma ajuda a alinhar seu coração e mente espirituais, seus chakras da coroa e do coração, para que você possa atrair um parceiro romântico espiritual. Segundo a mitologia grega, Afrodite foi quem criou a manjerona-doce. O uso da manjerona-doce remonta a 1000 a.C. no Egito.

Cristais de quartzo do amor são dióxido de silício com duas terminações na pontas ou dois cristais crescendo juntos, lado a lado. Eles são ideais para auxiliá-lo em qualquer tipo de relacionamento – seja romântico, platônico ou aquele que você tem com os anjos, animais totens e guias espirituais. Assim como você cultiva amizades, relacionamentos de trabalho, familiares e românticos, é benéfico perceber que o relacionamento consigo mesmo é tão real quanto os demais.

Faça uma intenção específica com seu transparente cristal de quartzo do amor em mãos. Se você deseja manifestar o parceiro de vida perfeito, estabeleça uma lista de todas as qualidades que deseja nesse relacionamento. Se você já tem um parceiro, use esse cristal para nutrir e melhorar sua conexão com seu amado.

Quando a carta Manjerona-doce e Quartzo Rosa aparecer, respire fundo. Além de estimular a respiração saudável, a manjerona-doce acalma as emoções e ajuda a avaliar seus sentimentos.

Essa combinação é um lembrete para manter o equilíbrio em todos os seus relacionamentos. Observe as pontas crescendo juntas, lado a lado, e lembre-se de que é seguro ser poderoso de forma amorosa.

Nome botânico: *Origanum majorana*.
Fragrância: herbácea, levemente picante, medicinal, penetrante, quente.
Componentes químicos: acetato de linalil, cimeno, hidrato de sabineno, linalol, terpineno, terpineol, terpinoleno.
Propriedades terapêuticas: anafrodisíaco, analgésico, antibacteriano, antiespasmódico, antiestresse, antifúngico, antioxidante, antisséptico, antitussígeno, antiviral, calmante, carminativo, cefálico, cordial, descongestionante, desintoxicante, diaforético, digestivo, diurético, emenagogo, estomacal, febrífugo, galactagogo, hipotensor, laxante, reconfortante, restaurador, sedativo, tônico (coração), tranquilizante, vasodilatador (arterial), vulnerário.
Para sua segurança: evite em casos de pressão arterial baixa. Não use durante a gravidez ou em período de amamentação.

MELALEUCA E ÁGATA RENDADA AZUL

Cor de identificação: TURQUESA

O óleo essencial de melaleuca (ou *tea tree*) está associado ao chakra da garganta. A energia azul pastel do chakra da garganta se estende em uma faixa de energia ao redor do pescoço. Abrange a área ao redor das orelhas, do nariz e da boca. O chakra da garganta é o lugar para se conectar com o tempo Divino, anjos e guias invisíveis. Azul é a cor da inspiração, e a inspiração é transmitida a você pelos anjos. A ágata rendada azul é sua aliada para acreditar na orquestração sincrônica da realização de uma vida com encantamento.

A ágata rendada azul é calcedônia azul com faixas brancas e azuladas em padrões semelhantes a rendas. Ela também está associada ao chakra da garganta e melhora sua capacidade de se comunicar com os outros e expor suas opiniões sem hesitação. Use-a para ser ouvido e verdadeiramente compreendido. Também ajuda você a ouvir com mais atenção quando os outros falam.

As qualidades desinfetantes do óleo essencial de melaleuca são benéficas quando um fungo nos afeta. As qualidades antiparasitárias funcionam em muitos níveis. Inale melaleuca quando perceber conexões emocionais ou mentais de outras pessoas que carreguem uma qualidade parasitária.

Use a ágata rendada azul para se conectar com sua verdade superior. Utilize o óleo essencial de melaleuca e a ágata rendada azul para auxiliá-lo a não esquecer o que é importante para você, expor suas opiniões sem hesitação e ser fiel a si mesmo. O tempo Divino e a coincidência tornam-se uma parte regular da existência.

Quando a carta Melaleuca e Ágata Rendada Azul é tirada, ela indica que é essencial pedir aos anjos e guias que lhe mostrem os sinais, além de ser importante prestar atenção àquela voz interior. Escute com carinho. Acredite em si mesmo. Acredite que você está sempre no lugar certo, na hora certa, com as pessoas certas. Nunca deixe de expressar suas opiniões e manter-se fiel a si mesmo. O sincronismo divino está a seu favor.

Nome botânico: *Melaleuca alternifólia*.
Fragrância: forte, herbácea, limpa, medicinal, picante, semelhante a desinfetante.
Componentes químicos: aromadendreno, cadineno, cimeno, cineol, globulol, ledeno, limoneno, pineno, sabineno, terpineno, terpineol, terpinoleno, viridiflorol.
Propriedades terapêuticas: analgésico, antibacteriano, antibiótico, anti-inflamatório, antimicrobiano, antiparasitário, antipruriginoso, antisséptico (forte), antitussígeno, antiviral, carminativo, cicatrizante, cordial, descongestionante, diaforético, estimulante, inseticida, refrescante, revitalizante, sudorífico, vulnerário.
Para sua segurança: pode causar irritação na pele.

MIRRA E AMONITA

Cor de identificação: VERDE

O óleo essencial de mirra é escuro, rico e faz lembrar sua conexão com a Mãe Terra. Use a mirra para estabilizar os pensamentos e fixar sua atenção na vibração da segurança. Isso ajuda você a se interiorizar para descobrir verdades com equilíbrio. Ele permite que você resolva problemas quando os pensamentos precisam ser ancorados para que possa entender tudo.

A mirra ajuda a eliminar a dúvida e a preocupação diante do caos ou da confusão. Este óleo permite que você se sinta são e salvo. Do ponto de vista histórico, a mirra tem sido usada no processo de embalsamamento para retardar a decomposição e eliminar bactérias e micróbios. Use este óleo essencial em todos os níveis e aplique os princípios de remoção de pessoas, lugares e situações que causam deterioração e envelhecimento.

A amonita é uma concha fossilizada de calcita em forma de espiral. Representa mover-se para o seu centro a fim de trabalhar com sonhos, meditar, dançar em espiral e caminhar pelo labirinto. Os fósseis de amonita, associados ao poder de cura e habilidades oraculares, melhoram a conexão com a intuição e a capacidade de receber mensagens do Divino.

Use a amonita para centrar seu foco na espiral dentro de você e trazer à tona desafios e alcançar todo o seu potencial. Combine a amonita com a mirra para estimular sua habilidade inata de curar, estabilizar e acalmar emoções desenfreadas e cauterizar feridas energéticas de traumas. Encontre sua conexão e ancore-se. Mantenha o foco no que é essencial em sua vida. Estabeleça um círculo de proteção para mantê-lo no curso.

Quando a carta Mirra e Amonita se revelar, é hora de você se concentrar e melhorar seu jogo. Reserve um tempo para alcançar os recessos mais profundos de sua mente e interiorize-se a fim de encontrar respostas, descobrir verdades e aprofundar sua conexão com sua consciência. Quando você desce em espiral até seu centro, percebe que só você cria sua realidade.

Nome botânico: *Commiphora myrrha.*
Fragrância: amadeirada; assemelha-se a madeira molhada, carregada, lembra cogumelo, opulenta, quente, resinosa, rica.
Componentes químicos: bourboneno, cadineno, cadinol, cariofileno, elemeno, furanodieno, furanoeudesma, germacreno, isofuranogermacreno, lindestreno, metoxifuranodieno.
Propriedades terapêuticas: adstringente, analgésico, antidiabético, antiespasmódico, antifúngico, anti-inflamatório, antipútrido, antisséptico (forte) (gengivas infeccionadas), antitussígeno, aperitivo, carminativo, cicatrizante, depurativo, desodorizante, diurético, emenagogo, estimulante (sistema digestório), estomacal, fixador, hemostático, hipoglicemiante, refrescante, rejuvenescedor (células da pele), revigorante (sistema imunológico), revitalizante (pele), secativo, sedativo, sudorífico, tônico (estômago), tonificante (limpa e dá firmeza à pele), vulnerário.
Para sua segurança: potencialmente tóxico em altas concentrações, portanto, use com moderação. Não utilize durante a gravidez ou em período de amamentação.

NARDO E CALCITA AZUL

Cor de identificação: TURQUESA

O aroma terroso e turfoso do óleo essencial de nardo é um lembrete dos ciclos de nascimento, morte e renascimento, e da ressurreição de sua essência espiritual. A energia arquetípica do nardo incorpora compaixão, paz interior, acolhimento e grande sabedoria. O nardo ajuda a acalmar e equilibrar as emoções, e seu efeito sedativo relaxa os músculos, auxilia o sono e reduz a ansiedade e a tensão.

A calmante energia azul pastel da calcita azul apazigua sua angústia e ajuda a mudar sua perspectiva. Combinar o poder do nardo com a calcita azul alinha você com uma determinação pacífica. A calcita azul o torna mais consciente de como você diz as coisas e do que diz, para que possa empregar o "policiamento das palavras" conforme necessário. Use a calcita azul e o nardo para se distanciar de palavras negativas e se aproximar de expressões mais positivas. Se você estiver com raiva e frustrado, considere o uso do nardo. O nardo é um sonífero e relaxante muscular usado há milhares de anos. Faz parte da família da valeriana e também é conhecido como almíscar. Alguns relatos históricos afirmam que o nardo era o óleo do vaso de alabastro usado por Maria Madalena aos pés de seu marido, Jesus Cristo, para prepará-lo para a tortura.

Quando a carta Nardo e Calcita Azul se revela, é hora de acalmar as emoções e seguir em direção a soluções pacíficas. Reserve um tempo para integrar e compreender tudo o que está acontecendo ao seu redor. Por exemplo, você pode estar se recuperando de um momento de aborrecimento ou desafio emocional. Procure experiências relaxantes enquanto inala brevemente o nardo e trabalha com a calcita azul a fim de encontrar as palavras certas para se expressar.

Nome botânico: *Nardostachys jatamansi.*
Fragrância: intensa, mofosa, semelhante a raiz de valeriana; lembra meias sujas, terrosa, turfosa.
Componentes químicos: ácido fórmico, ácido propiônico, calameneno, cariofileno, cubebol, dihidro ionona, epóxi-ledeno, gurjuneno, hexadeceno, isômero nardol, isômero selineno, nardol, nerolidol, selineno.
Propriedades terapêuticas: analgésico, antibacteriano, antibiótico, anticonvulsivo, antiespasmódico, antifúngico, anti-inflamatório, antioxidante, antiparasitário, antisséptico, aperitivo, calmante, cardiotônico, carminativo, depurativo, desodorizante, digestivo, diurético, emenagogo, febrífugo, hepático, laxante, sedativo, tônico, tranquilizante.
Para sua segurança: não use durante a gravidez ou em período de amamentação.

OLÍBANO E APOFILITA

Cor de identificação: TURQUESA

O olíbano é o melhor óleo para a prática da meditação. A inalação do óleo essencial de olíbano ajuda você a se alinhar com a consciência superior, a compaixão, a paz interior, a tolerância e o amor. O olíbano é tradicionalmente associado aos Três Reis Magos, que alguns historiadores acreditam serem astrólogos-sacerdotes zoroastrianos da Babilônia. Um de seus presentes para o menino Jesus foi o olíbano. O olíbano aumenta sua consciência da experiência espiritual e mística da unidade do universo.

O óleo essencial de olíbano, juntamente com a apofilita, permite clareza sobre as experiências de sua vida. Essa dupla ajuda você a se conectar com a sabedoria universal e acessar os Registros Akáshicos. Use esses dois para ajudá-lo a se concentrar e aquietar seus pensamentos de maneira rápida. Use-os para foco e ancoragem. A apofilita sintoniza você para ser um bom canal, alinhado com o eu superior e não com o eu egoico. Esta pedra cintilante traz níveis mais altos de clareza às experiências de meditação.

Com sua estrutura piramidal natural e excelente capacidade de refratar a luz e brilhar tão intensamente, a apofilita é a pedra perfeita para limpar a mente da tagarelice constante. O resultado é clareza de consciência. Use um ponto claro de apofilita no centro do terceiro olho para melhorar sua prática de meditação. Esta pedra pode ajudá-lo a se concentrar rapidamente e acalmar seus pensamentos.

Quando você tira a carta Olíbano e Apofilita do baralho, é hora de obter clareza e alinhar-se com sua natureza espiritual.

Reserve um tempo para si mesmo a fim de meditar ou sentar-se em silêncio. Faça isso com frequência. Abra a consciência e ouça a verdade de sua alma. Esteja aberto para o que vier e aceite sem julgamento. Clareza mental e autoaceitação são dons da prática regular da meditação.

Nome botânico: *Boswellia carteri*.
Fragrância: amadeirada; lembra um museu de belas-artes ou uma igreja, balsâmica, doce, resinosa, rica, seca.
Componentes químicos: alfa-pineno, alfatujeno, beta-cariofileno, limoneno, mirceno, para-cimeno, sabineno.
Propriedades terapêuticas: abortivo, adstringente, analgésico, antibacteriano, antibiótico, antidepressivo, antiespasmódico, anti-inflamatório, antioxidante, antisséptico, antitussígeno, carminativo, cefálico, cicatrizante, citofilático, digestivo, diurético, emenagogo, emoliente, estimulante (células, sistema imunológico), fixador, purgativo, reconfortante, rejuvenescedor (pele), revigorante, revitalizante, sedativo, tônico, tonificante (pele), tranquilizador, vulnerário.
Para sua segurança: sem contraindicações conhecidas.

ORÉGANO E HELIOTRÓPIO

Cor de identificação: AZUL

O orégano adiciona uma vibração mais elevada a fim de abrir um portal para experiências místicas com consciência superior e consciência cósmica. Faça uma intenção ancorada e use o orégano para se alinhar com a iluminação e conexão com a consciência universal.

O aroma canforado do orégano exala vitalidade e paixão. A inalação do orégano auxilia os processos pelos quais você passa para restaurar, regenerar e renovar em todos os níveis – físico, mental, espiritual e emocional. Use o aroma da forte vibração do orégano, com o heliotrópio na mão, para afugentar formas-pensamento que criam uma realidade negativa oriunda da paranoia.

O óleo essencial destilado do orégano ajuda a remover a energia pesada e melhorar o fluxo da vida. O orégano é bom para a circulação e excelente para o alívio de infecções respiratórias. *A diluição em óleo transportador é obrigatória.* O elemento Fogo contido neste óleo essencial mantém a vibração da transformação e transmutação. É a energia da cura e da mudança. É também a energia que promove o movimento.

O heliotrópio, uma variedade de calcedônia, estimula você a agir. Como o orégano, o heliotrópio está associado à vitalidade e à concretização de seus sonhos, tornando-os realidade. Quando usado com intenção consciente, o heliotrópio faz a energia fluir e leva você do estágio de ideia para a realização de seus sonhos e objetivos. Quando você tira a carta Orégano e Heliotrópio, é hora de tomar medidas para melhorar a resistência e saúde geral.

Recarregue seus centros de energia e renove sua paixão por viver uma vida vibrante! Livre-se dos sentimentos de fraqueza e desesperança. Libere aquelas emoções que o impedem de seguir em frente. Abra um portal em sua consciência para receber mensagens e interpretar a comunicação do reino angélico.

Nome botânico: *Origanum vulgare*.
Fragrância: amadeirada, antisséptica, canforada, herbácea, picante, resinosa.
Componentes químicos: cariofileno, carvacrol, cimeno, mirceno, pineno, terpineno, timol.
Propriedades terapêuticas: anafrodisíaco, analgésico, antibacteriano, antibiótico, antiespasmódico, antifúngico, anti-inflamatório, antiparasitário, antirreumático, antisséptico, antitóxico, antitussígeno, antiviral, aperitivo, balsâmico, carminativo, citofilático, colagogo, colerético, desinfetante, diaforético, diurético, emenagogo, estimulante (nervoso), estomacal, febrífugo, hepático, hipnótico, laxante, reconfortante, rubefaciente, sudorífico, tônico, vulnerário.
Para sua segurança: o óleo essencial de orégano possui toxicidade dérmica que pode causar irritação na pele e nas membranas mucosas. Dilua bem em um óleo transportador para uso tópico.

PALO SANTO E TURMALINA NEGRA

Cor de identificação: VERMELHA

O palo santo, uma árvore nativa do México, Peru, Equador e Venezuela, é considerado madeira sagrada. É muito apreciado nos círculos xamânicos e nas cerimônias sagradas. Use este óleo essencial para ajudá-lo a se alinhar com o sábio que existe dentro de você a fim de obter clareza, proteção e cura. Use esse aroma para ajudá-lo a retornar ao seu centro quando estiver se sentindo desequilibrado.

Combinado com a turmalina negra, esta dupla o ajudará a deixar de lado medos e distrações para que você possa continuar alcançando seus objetivos e propósito de vida. Use o palo santo e a turmalina negra como ferramentas para ajudá-lo a manter o foco no alinhamento espiritual e na compaixão e bondade ancoradas. Deixe a turmalina negra ser sua varinha mágica para limpar a energia mental associada ao ciúme, ao diálogo interior negativo, à confusão e ao caos geral, tanto dentro quanto fora de você.

Quando esta carta se apresentar, reserve um tempo para se concentrar em pôr para fora emoções a fim de que possam ser liberadas. Interrompa o sentimento negativo avassalador que surge quando você pensa em emoções específicas. Reconheça os padrões que você está repetindo e remova as amarras do passado. É hora de reduzir a ansiedade e o estresse. Faça coisas que elevem seu humor para que você possa se curar e ser feliz. A turmalina negra trata os "buracos" energéticos no campo áurico quando usada com intenção consciente, assim como a madeira sagrada do palo santo. Essa prática ajuda a restaurar uma sensação de segurança para que você se lembre de que está sempre divinamente protegido.

Nome botânico: *Bursera graveolens*.
Fragrância: almiscarada, amadeirada, fresca, mentolada, muito forte, resinosa.
Propriedades terapêuticas: analgésico, anti-inflamatório inseticida, antimicrobiano, diurético.
Componentes químicos: carveol, carvona, germacreno, limoneno, mentofurano, muuroleno, pulegona, terpineol.
Para sua segurança: não use durante a gravidez ou em período de amamentação.

PATCHOULI E RUBI

Cor de identificação: VERDE

O aroma profundo do patchouli evoca a energia da vitalidade física, ancoragem e grande prosperidade. Amor e dinheiro são fortes vibrações associadas ao patchouli. Adicione patchouli a uma mistura de outros óleos essenciais para ancorar a fragrância a fim de melhorar a autoestima e fortalecer o corpo emocional. Use-o para obter perspectiva e aprimorar a capacidade de ver as coisas de diferentes ângulos. Empregue o patchouli para evocar *flashes* repentinos de iluminação ou despertar e aja com confiança nas percepções.

A pedra preciosa rubi está associada ao chakra da raiz. O rubi ativa paixão e prosperidade. Quando associado ao óleo essencial de patchouli, o rubi também é um aliado para uma ação confiante e sucesso inovador em todos os níveis. O nervo olfativo sinaliza ao cérebro que permite que sua natureza intuitiva inata ilumine seu caminho, revelando ideias férteis com uma abordagem inovadora. O rubi é seu aliado para prosseguir entusiasticamente com coragem e paixão enérgica. Esfregue um rubi para envolver sua mente com a ideia de que é hora de seguir em frente e agir.

Quando tirar a carta Patchouli e Rubi, reserve um tempo para se alinhar com seu propósito maior. Esta pedra dá a você o impulso energético para iniciar uma tarefa ou projeto e seguir em frente até a finalização com grande facilidade e sucesso. A dureza e a energia vermelha do rubi alinham você com sua força interior central. É hora de tomar medidas para melhorar sua resistência e saúde geral. Recarregue seus centros de energia e renove sua paixão por viver uma vida vibrante! Esta combinação de pedra preciosa e óleo essencial fornece o combustível necessário para viver com plenitude.

Nome botânico: *Pogostemon cablin.*
Fragrância: almiscarada, doce, *hippie*, musgosa, semelhante ao vinho, sensual, terrosa.
Componentes químicos: aromadendreno, bulneseno, cadineno, cariofileno, guaieno, patchouleno, pogostol, seychelleno.
Propriedades terapêuticas: adstringente (forte), afrodisíaco, alterativo, analgésico, antibacteriano, antibiótico, antidepressivo,

antiemético, antiestresse, antiflogístico, antifúngico, anti-inflamatório, antiparasitário, antisséptico, antitóxico, antiviral, calmante, carminativo, cicatrizante (forte), citofilático, descongestionante, desodorizante, diaforético, digestivo, diurético, estimulante (pequenas quantidades) (nervos), estomacal, febrífugo, fixador, inseticida, laxante, regenerativo (tecido da pele), sedativo (grandes quantidades), tônico (útero), tranquilizador.
Para sua segurança: tem efeito estimulante quando usado em excesso e efeito sedativo quando usado com moderação.

PAU-ROSA E KUNZITA

Cor de identificação: ROSA

O aroma do óleo essencial de pau-rosa tropical ajuda você a se conectar com seus dons sensoriais de clarividência, clariaudiência, claricogniscência e clarissenciência. Inale o óleo essencial de pau-rosa para se alinhar com a magnificência espiritual. Permita que ele o ajude a trazer unidade com sua essência espiritual. O pau-rosa é um lembrete do operador de milagres que há dentro de você e de seu esplendor espiritual inato. O óleo de pau-rosa estimula sentimentos de merecimento em relacionamentos amorosos e românticos.

A pedra preciosa correspondente, a kunzita, lembra que o amor é a resposta para tudo. Use a kunzita com o óleo essencial de pau-rosa para amplificar o amor que você é. Emane amor e bem--estar com esta dupla e transmita telepaticamente pensamentos amorosos para pessoas, lugares e coisas a fim de tornar este mundo um lugar melhor. Use-o para aumentar a coragem de colocar boas ideias em ação. À medida que se torna consciente de seus pensamentos com a ajuda deste óleo, você pode descartar pensamentos desatualizados e substituí-los por pensamentos que se concentram na vida que você deseja viver. É ideal para usar em circunstâncias nas quais existem palavras e pensamentos discordantes a fim de transformá-los e transmutá-los em interações harmoniosas.

Quando a carta Pau-rosa e Kunzita aparece, é um momento de prosperidade e propósito. Você está pronto para aumentar o amor em sua vida e os milagres que acontecem ao seu redor. Determine como você quer ser amado e comece amando a si mesmo dessa maneira. Acesse seu poder e seja tudo o que você deveria ser. Você está alinhado com a magnificência e a coragem de se mostrar em todo o seu esplendor!

Nome botânico: *Aniba rosaeodora.*
Fragrância: adocicada, amadeirada, floral, rosada, suave.
Componentes químicos: cineol, linalol, óxido de linalol, terpineol.
Propriedades terapêuticas: afrodisíaco, analgésico, antibacteriano, anticonvulsivo, antidepressivo, antifúngico, antiparasitário, antisséptico (garganta), antiviral, calmante, cefálico, desodorizante, emoliente (pele), estimulante (sistema imunológico), euforizante, inseticida, regenerador (tecido cutâneo), revigorante, tônico.
Para sua segurança: sem contraindicações conhecidas.

PETITGRAIN E SELENITA

Cor de identificação: AMARELA

O óleo essencial de petitgrain é um aroma calmante que alivia sentimentos de frustração, agitação e baixa autoestima. O petitgrain ajuda a reduzir a tagarelice constante na mente para permitir uma experiência de meditação positiva. O aroma agradável do petitgrain é um desodorizante natural. É benéfico em aulas de yoga e outros tipos de exercícios para equilibrar os odores da transpiração.

O petitgrain é um excelente óleo essencial para tirá-lo da estagnação e ajudá-lo a encontrar o caminho para a alegre exuberância. Ao combinar a selenita com o petitgrain como parte de seu arsenal, você pode superar sentimentos de depressão e alinhar-se com confiança, felicidade e capacidade de pensar positivamente. A vibração da selenita ilumina sua vida. Use-a para trazer mais equilíbrio às suas emoções ao se conectar com a força gravitacional dos ciclos da Lua.

A selenita, uma espécie de gipsita mineral, alinha você com a consciência superior. Devido à natureza branca leitosa desta pedra, a selenita está associada à deusa grega da Lua, Selene. Trabalhe com a selenita e o petitgrain juntos para ajudá-lo a sintonizar os ciclos da Lua e usar as rotações a fim de ativar sua conexão com a sabedoria e o conhecimento antigos.

Segure um pedaço de selenita e inale a fragrância do óleo essencial de petitgrain quando precisar iluminar os obstáculos mentais a fim de obter clareza. Use esta dupla de pedra e óleo para manifestação e para ativar o poder da mente a fim de criar a realidade. Além disso, este óleo essencial inicia processos de pensamento criativo, ajudando você a encontrar inspiração.

Quando a carta Petitgrain e Selenita sai para você, significa que está pronto para acessar seu poder e ser tudo o que pode ser. Você é magnífico. Abrace a coragem de se mostrar em todo o seu esplendor! Alinhe-se com a prosperidade e seu propósito. Reserve um tempo para sintonizar sua sabedoria inata a fim de harmonizar sua consciência com amor e bem-estar. Acalme a mente. Escute a antiga sabedoria interior. Ouça o que seus anjos e guias querem que você saiba.

Nome botânico: *Citrus aurantium.*
Fragrância: adocicada, cítrica, exótica, floral.
Componentes químicos: acetato de geranil, acetato de linalil, acetato de neril, geraniol, limoneno, linalol, mirceno, ocimeno, pineno, terpineol.
Propriedades terapêuticas: adstringente, antidepressivo, antiespasmódico, antiestresse, antisséptico, calmante, desodorizante, digestivo, estomacal, fixador, refrescante, revigorante, sedativo, estimulante (sistema digestório), tônico, tranquilizante.
Para sua segurança: sem contraindicações conhecidas.

PIMENTA-DA-JAMAICA E DANBURITA

Cor de identificação: ROSA

O cheiro reconfortante da pimenta-da-jamaica oferece uma sensação de aconchego e vitalidade para despertar o romance e amizades alegres. Use a pimenta-da-jamaica como uma ferramenta de ancoragem. Com uma aspiração profunda do aroma calmante do óleo, você pode experienciar clareza mental e aprimorar o foco. Para muitas pessoas, o aroma da pimenta-da-jamaica evoca recordações agradáveis de segurança e tranquilidade. No entanto, as lembranças despertadas pelo odor nem sempre são positivas. O sentido do olfato é o gatilho mais potente das memórias da infância. Observe quais sentimentos surgem quando você inala a pimenta-da-jamaica. Use a danburita, uma pedra de harmonia, para realinhar ou superar lembranças desagradáveis e curá-las.

O óleo essencial de pimenta-da-jamaica é útil para se conectar com o Sagrado Masculino interior e com os sentimentos de força, estabilidade e capacidade de agir. Com a danburita, ele abre sua mente para criar uma carreira de sucesso cheia de abundância e prosperidade e com muito a compartilhar.

A danburita também é uma pedra excelente para usar com a intenção de ter relacionamentos benéficos. Relacionamentos construídos em terreno harmonioso, com a pimenta-da-jamaica e a danburita como ferramentas de foco, ajudam você a manter uma atitude cooperativa para criar uma atmosfera de felicidade.

Use a combinação da danburita com a pimenta-da-jamaica para ajudá-lo a perceber que existem muitas pessoas, lugares e situações pelos quais você é grato. Coloque sua atenção em tudo o que há de bom em sua vida e ao seu redor.

Conecte-se com a ideia de ser grato por absolutamente tudo. Deixe a gratidão brilhar à frente de sua consciência diariamente e com frequência.

Quando a carta Pimenta-da-jamaica e Danburita cair em suas mãos, faça uma pausa e lembre-se de que você tem forças angélicas o apoiando. Deixe esta dupla capacitá-lo a se conectar com sua vibração mais elevada e a firmar seu poder. A energia da cooperação brilha intensamente mesmo quando você precisa estabelecer limites com os outros.

Nome botânico: *Pimenta dioica*.
Fragrância: forte e picante; uma mistura de cravo-da-índia, canela e cardamomo; lembra os temperos do Dia de Ação de Graças
Componentes químicos: cariofileno, cineol, eugenol, felandreno, limoneno, metil eugenol, selineno, terpinoleno.
Propriedades terapêuticas: adstringente, afrodisíaco, analgésico, antidepressivo, antioxidante, antisséptico, carminativo, digestivo, estimulante, estomacal, relaxante, rubefaciente, sedativo, tônico.
Para sua segurança: evite em casos de doença hepática e hemofilia; pode causar irritação na pele e nas membranas mucosas.

PIMENTA-DO-REINO E QUARTZO RUTILADO

Cor de identificação: VERDE

O óleo essencial de pimenta-do-reino estimula a mente para acelerar os processos de pensamento. Use a pimenta-do-reino para amplificar o dom sensorial da profecia ou da visão psíquica. Inale o óleo essencial de pimenta-do-reino para fortalecer a crença em seu conhecimento interior e agir de acordo com as visões. O quartzo rutilado representa o halo de luz que rodeia sua cabeça ou chakra da coroa, harmonizando-o com a inteligência divina.

O sucesso financeiro é alcançado quando você age com base nas visões e na voz interior. Primeiro, utilize seus dons intuitivos para guiá-lo rumo à prosperidade e à abundância. Depois, siga as sugestões e pistas para estabelecer uma base financeira sólida. Com o quartzo rutilado em mãos, tenha a intenção clara de manter o foco e explorar a sabedoria superior. Você pode aumentar os sentimentos de autoempoderamento apenas decidindo ampliar a coragem e a confiança.

Tanto o óleo essencial de pimenta-do-reino quanto o quartzo rutilado promovem energia e resistência. Trabalhe com a pedra em conjunto com o óleo essencial quando buscar melhorar os níveis de energia e aumentar a força vital. Os rutilos dourados neste quartzo favorecem o pensamento sintonizado. Coloque sua atenção no rutilo dentro da pedra para ajudar a manter o foco em seus objetivos e sonhos. Com esta pedra na mão, visualize o aumento da riqueza e prosperidade. Sua energia dourada amplificará seu sucesso financeiro e abundância. Uma curiosidade interessante: os romanos usavam pimenta para pagar seus impostos. A pimenta-do-reino é uma trepadeira tropical nativa da Índia, com folhas verde-escuras em forma de coração e flores brancas pontiagudas que se transformam em bagas.

Quando você tira a carta Pimenta-do-reino e Quartzo Rutilado, isso sinaliza que é hora de seguir em frente com sua vida e visões interiores. Tenha coragem de prosseguir com suas ideias. Você é único e poderoso. Então, brilhe e faça acontecer!

Nome botânico: *Piper nigrum*.
Fragrância: apimentada, às vezes semelhante ao cravo-da-índia, fresca, masculina, picante, quente, seca.
Componentes químicos: bisaboleno, careno, cariofileno, copaeno, cubebeno, farneseno, limoneno, pineno, sabineno.
Propriedades terapêuticas: afrodisíaco, analgésico, antibacteriano, anticolinérgico, anticonvulsivo, antídoto, antiemético, antiespasmódico, antisséptico, antitóxico, antitussígeno, aperitivo, cardíaco, carminativo, desintoxicante, diaforético, digestivo, diurético, estimulante (circulação; rins), estomacal, febrífugo, inseticida, laxante, rubefaciente, sedativo, tônico, tonificante (músculos), vasodilatador.
Para sua segurança: pode causar irritação na pele (baixa a moderada)

PINHO E ÂMBAR

Cor de identificação: VERMELHA

O aroma fresco e limpo do pinho é alentador e protetor. Use-o para fortalecer a mente e as emoções durante situações emocionalmente desafiadoras. A vibração protetora do pinho possui uma correspondência vibracional com o âmbar, uma resina de árvore fossilizada que endureceu ao longo de trinta milhões de anos. Esta resina fossilizada ajuda a eliminar as energias indesejadas de conhecidos, amigos, colegas e familiares que são verdadeiros vampiros de energia. Além disso, partes dos galhos do pinho são usadas em feixes de ervas e queimadas para produzir fumaça, uma barreira contra energia psíquica negativa e influências indesejadas.

O pinho e o âmbar ajudam a protegê-lo de absorver as emoções de outras pessoas, e tem especial importância para empatas e pessoas que são muito sensíveis. Tanto o óleo essencial de pinho quanto o âmbar podem auxiliá-lo a diferenciar entre seus sentimentos e os dos outros. Use-o com o conhecimento interior de que você está desviando energia que não lhe pertence. Recorra ao âmbar para ajudar a remover substâncias tóxicas do corpo físico ao realizar uma limpeza, pois ele amplifica sua intenção de se livrar de substâncias nocivas.

O poder do pinho e do âmbar ajuda você a reconhecer e valorizar as experiências do passado como lições que o fortalecem. Você pode criar circunstâncias com mais dedicação e potência quando estiver mais consciente de suas forças e fraquezas inatas por meio de seu trabalho com esta pedra e óleo.

Se você tirou a carta Pinho e Âmbar, pode estar se sentindo disperso ou incapaz de se concentrar no que é essencial. Olhe fundo dentro de si mesmo em reflexão silenciosa para separar o que é seu e o que pertence aos outros. Priorize suas intenções e concentre-se em uma coisa de cada vez, então você poderá atingir seus objetivos com sinceridade e propósito.

Nome botânico: *Pinus sylvestris*.
Fragrância: conífera, fresca, limpa, refrescante; lembra uma floresta, verde.
Componentes químicos: acetato de bornila, acetato de terpinila, borneol, cadineno, canfeno, dipenteno, felandreno, pineno, silvestreno.
Propriedades terapêuticas: analgésico, antibacteriano, antiescorbútico, antiespasmódico, antiflogístico, antifúngico, antineurálgico, antiparasitário, antirreumático, antisséptico (forte), antitussígeno, antiviral, colagogo, colerético, depurativo (rins), descongestionante, desodorizante, diurético, estimulante (sistemas circulatório e nervoso; glândulas adrenais), hipertensor, inseticida, laxante, refrescante, restaurador, revigorante, rubefaciente, sudorífico, tônico, vulnerário.
Para sua segurança: pode causar irritação da pele. Não use durante a gravidez ou em período de amamentação.

RAVENSARA E OBSIDIANA DOURADA

Cor de identificação: TURQUESA

A vibração do óleo essencial de ravensara atrai você para o centro de si mesmo. Isso o leva à morada da verdade e da sabedoria. A ravensara está associada ao Grande Vazio ou Grande Mistério, onde todas as coisas se originam. A ravensara é útil para limpar a consciência, permitindo assim que você receba níveis mais elevados de sonhos proféticos ou mensagens de uma parte mais profunda de si mesmo. Coloque sua atenção no chakra do sacro enquanto usa este óleo para ajudá-lo a sonhar a partir do aspecto criativo de sua consciência.

A obsidiana dourada, formada durante o resfriamento da lava vulcânica, ativa os brilhos dourados de luz que fulguram naturalmente em seu campo de energia. Use esta pedra para mantê-lo protegido de influências psíquicas indesejadas. Além disso, é útil para auxiliar na remoção de ganchos energéticos ou apegos de seu campo de energia. Use este óleo e pedra para se livrar de pensamentos nocivos repetitivos ou forças obscuras que às vezes interferem no bem maior.

A obsidiana dourada é particularmente benéfica para curar lembranças tóxicas carregadas de emoção. O óleo essencial de ravensara é um aroma de ancoragem que ajuda a eliminar a energia dispersa e as formas-pensamento negativas. É fundamental para inviabilizar e interromper sua reprodução inconsciente de programas nocivos. Ela afasta germes, bem como pensamentos atormentadores.

A poderosa energia da obsidiana dourada mantém o corpo físico preparado para foco energético e reflexão. Com esta pedra em mãos, aceite o presente da saúde e libere velhas lembranças que interferem na sua capacidade de ser saudável. A ravensara e a obsidiana dourada se unem para adicionar camadas de proteção ao seu campo áurico.

Se você tirar a carta Ravensara e Obsidiana Dourada, reconheça que é hora de tomar as medidas necessárias para livrar o corpo, a mente e o espírito da energia tóxica. Expurgue velhas lembranças que estão interferindo na sua capacidade de ser feliz. Use os poderes da intuição a fim de encontrar a orientação de que necessita.

Nome botânico: *Ravensara aromática.*
Fragrância: amadeirada, canforada, herbácea.
Componentes químicos: cadineno, canfeno, careno, cariofileno, cimeno, cineol, copaeno, elemeno, estragol, felandreno, isoledeno, limoneno, linalol, mirceno, ocimeno, pineno, sabineno, terpineno, tujeno.
Propriedades terapêuticas: analgésico, antibacteriano, antibiótico, antiespasmódico, anti-infeccioso, antisséptico, antitóxico, antitussígeno, antiviral, carminativo, colagogo, colerético, diurético, estimulante, febrífugo, sedativo, tônico.
Para sua segurança: não use durante a gravidez ou em período de amamentação.

SÁLVIA E QUARTZO ENFUMAÇADO

Cor de identificação: VERMELHA

A energia da limpeza pesada está associada ao óleo essencial de sálvia. Isso torna este óleo doce e amadeirado a melhor opção para limpar a energia negativa do seu espaço e campo energético. O óleo essencial de sálvia ajuda a transformar a composição mental dos pensamentos, então use sálvia para ajudá-lo a reestruturar pensamentos e dar-lhes uma nova vida com um toque positivo.

Combine a sálvia com o quartzo enfumaçado para quebrar velhas formas repetitivas de pensar. Inale o óleo essencial de sálvia com o quartzo enfumaçado na mão a fim de mudar os pensamentos e provocar uma transformação em sua vida. Tanto a sálvia quanto o quartzo enfumaçado são os favoritos para desalojar e realinhar feridas emocionais com intenção focada. A sálvia desestabiliza a negatividade associada a lembranças ou experiências desafiadoras, e o quartzo enfumaçado ajuda a curar e selar feridas e apagar cicatrizes. A transformação é possível usando o poder da intenção.

O quartzo enfumaçado é benéfico para eliminar dúvidas e preocupações. Use-o para se sentir são e salvo e para lembrar que você está seguro e protegido. Ele ajuda a ancorar e focar quando você está se sentindo disperso e mal-humorado.

Quando a carta Sálvia e Quartzo Enfumaçado aparecer, lembre-se de que você está sempre divinamente protegido. Deixe de lado as emoções que não estão servindo a você. Encontre sua conexão e ancore-se. Mantenha o foco no que é essencial em sua vida. Estabeleça um círculo de proteção para mantê-lo no curso.

Imagine que você está envolto em um amoroso manto de proteção. Concentre-se na direção que está tomando e volte sua atenção para manifestar a melhor versão de sua vida.

Nome botânico: *Salvia officinalis.*
Fragrância: adocicada, amadeirada, canforada, forte, fresca, pungente, verde.
Componentes químicos: acetato de bornila, borneol, canfeno, cânfora, cariofileno, cineol, pineno, tujona.
Propriedades terapêuticas: adstringente, antibacteriano, antidepressivo, antidiabético, antiespasmódico, antifúngico, anti-inflamatório, antilactagogo, antioxidante, antiparasitário, antirreumático, antisséptico, antissudorífico, antitussígeno, antiviral, aperitivo, carminativo, cicatrizante, colagogo, depurativo, desinfetante (forte), digestivo, diurético, emenagogo, estimulante (cérebro, sistema circulatório, glândulas adrenais), estomacal, estrogênico, eufórico, febrífugo, hemostático (sangramento das gengivas), hepático, hipertensor, inseticida, laxante, purificador do sangue, reconfortante, tônico (sistema digestório), tranquilizante, vulnerário.
Para sua segurança: pode causar efeitos adversos no sistema nervoso central. Não use durante a gravidez ou em período de amamentação.

SÁLVIA-ESCLAREIA E LEPIDOLITA

Cor de identificação: AZUL

A energia de equilíbrio do aroma potente do óleo essencial de sálvia-esclareia ajuda você a se desligar do drama e é um apoio em tempos difíceis. O óleo essencial de sálvia-esclareia é o ideal quando você precisa de ajuda para se livrar de um pensamento ou de uma lembrança da qual aparentemente não consegue se libertar. Portanto, respire fundo enquanto visualiza calma e paz em todos os aspectos de sua vida.

Com a lepidolita em mãos, um mineral de mica de lítio, você pode encontrar reconforto e reprimir explosões emocionais e emoções turbulentas. Use esta combinação de lepidolita e sálvia-esclareia para encontrar consolo, ancoragem e alívio da inquietação. Além disso, a lepidolita estimula uma visão saudável e imparcial das situações. Use esses aliados para equilibrar as emoções e limitar ou eliminar as oscilações extremas de humor.

O lítio contido na lepidolita detém o poder de reequilibrar a função cerebral e as funções neurológicas. Esta pedra é benéfica para depressão e doenças mentais decorrentes de mudanças de humor. Da mesma maneira, a sálvia-esclareia é uma boa aliada da aromaterapia para especialistas em reabilitação de drogas e conselheiros de saúde mental. Use a sálvia-esclareia para restaurar suas forças após uma doença. Este óleo reduz a pressão arterial, dores de cabeça e enxaquecas por meio da liberação de tensão.

Quando a carta Sálvia-esclareia e Lepidolita aparecer para você, é bom reequilibrar suas emoções e recuperar sua energia. Respire fundo e relaxe o corpo, a mente e o espírito. Tenha certeza de que está tudo bem. Use esta combinação de pedra e óleo para ajudá-lo a manter a calma ao receber orientação intuitiva em nível espiritual. Use para momentos contemplativos, meditação e trabalho de oração. Chamada de "limpa-olho" no folclore[1], a sálvia-esclareia ajuda a aliviar a tagarelice constante da mente.

Nome botânico: *Salvia sclarea.*
Fragrância: aroma de frutos secos, balsâmica, forte, herbácea, intensa, nota de corpo semelhante ao tabaco, nota de saída doce.
Componentes químicos: acetato de linalil, biciclogermacreno, cariofileno, copaeno, esclareol, germacreno, linalol.
Propriedades terapêuticas: adstringente, afrodisíaco, analgésico, anticonvulsivo, antidepressivo, antiespasmódico, antiestresse, anti-inflamatório, antisséptico, antisudorífico, balsâmico, calmante, carminativo, cicatrizante (pele), desodorante, digestivo, emenagogo, emoliente, estimulante (contrações uterinas), estomacal, estrogênico, euforizante, fixador, hipotensor, reconfortante, refrescante, regenerativo (células da pele), relaxante (forte), revigorante, sedativo, tônico, tonificante, tranquilizante.

1. As sementes da sálvia-esclareia possuem um revestimento mucilaginoso e, por isso, antigamente havia o costume de usá-las para remover corpos estranhos dos olhos, pois a substância gelatinosa aderia ao cisco, facilitando sua extração, segundo relata Nicholas Culpeper em sua obra de 1653, *The Complete Herbal.* (N. da T.)

Para sua segurança: possui efeito sedativo; evitar o uso antes de dirigir e quando for necessário ficar alerta. Evite ao beber álcool, pois pode causar náuseas. Utilize com moderação ou ocasionalmente, pois o uso excessivo pode causar dores de cabeça. Não use durante a gravidez ou em período de amamentação.

SÂNDALO E RODOCROSITA

Cor de identificação: ROSA

O aroma exótico do óleo essencial de sândalo alinha você com a fé e o otimismo. O aroma instila uma sensação de paz, tolerância e paciência. O sândalo é uma das madeiras aromáticas mais antigas conhecidas e é muito apreciado por seus benefícios durante a meditação. Ele inspira uma mente tranquila. Sua fragrância tem sido aplicada em cerimônias budistas e hindus e é usada regularmente em práticas de meditação, metafísicas, espirituais e yogues. Contas de mala, ou contas de oração, geralmente são feitas de sândalo.

Combine o sândalo e a rodocrosita em sua vida diária para estabelecer um forte senso de poder pessoal. A energia otimista da rodocrosita pode ser sua aliada quando você precisa encontrar o lado positivo mesmo nas situações ou experiências mais negativas. Talvez leve tempo, mas é possível superar com um foco determinado os efeitos de situações desafiadoras verbais, mentais e emocionais.

O sândalo induz uma mente calma e tranquila. Entre outras coisas, este óleo ajuda a alinhar os processos mentais em direção ao autoaperfeiçoamento, autorrealização e autoaceitação. É benéfico para limpar pensamentos de qualquer coisa que não esteja ressoando na vibração do amor. A rodocrosita e o aroma sutil do sândalo auxiliam você a se alinhar com a compaixão por si mesmo e pelos outros. Tanto a pedra preciosa quanto o óleo essencial ajudam a estabilizar as emoções para que você possa integrar positivamente sentimentos e pensamentos.

Quando a carta Sândalo e Rodocrosita é tirada, você é lembrado de sua magnificência. A força interior está sempre disponível. Decida que deseja explorar todo o seu potencial. Concentre-se no chakra do coração e no chakra do plexo solar para reunir coragem para amar a si mesmo de forma plena e completa. Acredite em sua magnificência e abrace seu poder. Posicione-se no centro do seu poder e emane amor.

Nome botânico: *Santalum álbum.*
Fragrância: amadeirada, duradoura, exótica, sutil.
Componentes químicos: acetato de bornila, borneol, canfeno, cânfora, cariofileno, cineol, pineno, tujona.
Propriedades terapêuticas: adstringente, antibacteriano, antidepressivo, antidiabético, antiespasmódico, antifúngico, anti-inflamatório, antilactagogo, antioxidante, antiparasitário, antirreumático, antisséptico, antissudorífico, antitussígeno, antiviral, aperitivo, carminativo, cicatrizante, colagogo, depurativo, desinfetante (forte), digestivo, diurético, emenagogo, estimulante (cérebro, sistema

circulatório, glândulas adrenais), estomacal, estrogênico, eufórico, febrífugo, hemostático (sangramento das gengivas), hepático, hipertensor, inseticida, laxante, purificador do sangue, reconfortante, tônico (sistema digestório), tranquilizante, vulnerário. **Para sua segurança:** pode causar efeitos adversos no sistema nervoso central. Não use durante a gravidez ou em período de amamentação.

SEMENTE DE ANIS E AMETRINO

Cor de identificação: TURQUESA

O óleo essencial destilado da planta com sementes de anis em flor mantém a vibração da energia maternal de apoio emocional. A inalação da semente de anis com a intenção de restaurar o corpo e a mente promove o foco e a atenção. A clareza resultante melhora *insights* e percepções intuitivas.

A energia curativa do ametrino (ametista e citrino) melhora o seu estado de sonho e a recordação dos sonhos quando usada com intenção consciente. Essa energia inclui estabelecer uma conexão sólida e imagens em sua imaginação. Use ametrino e sementes de anis para lembrar, interpretar e integrar as lições a fim de desenvolver sua personalidade e espírito nesta jornada terrena.

O ametrino é benéfico para ser usado como uma ferramenta enquanto você observa seu passado com a intenção de aprender e integrar as lições adquiridas com os erros assimilados. Amplia a coragem dentro de você para examinar e trabalhar com suas percepções. Cure o passado com a compreensão das experiências. O retrospecto e a experiência trazem coragem e sabedoria.

Trabalhe com a energia do ametrino em combinação com o aroma do óleo essencial de semente de anis para transformar e transmutar situações desafiadoras a partir de uma postura autoempoderada. O ametrino é uma fusão da ametista com o citrino. A ametista é perfeita para criar experiências metamórficas. O citrino promove a autoestima elevada e um claro senso de direção. Juntos, em combinação com a semente de anis, permitem a metamorfose do que é nocivo e incômodo.

Quando a carta Semente de Anis e Ametrino aparece no seu dia, encontre maneiras de superar os desafios e confiar no processo. O curso de ação mais correto será revelado a você. Use o óleo essencial de semente de anis com o ametrino como aliados enquanto você se fortalece em alinhamento com o bem maior. Irradie amor para ativar o poder da transformação. Integre a cura e amplie o poder do amor incondicional por si mesmo e por aqueles que entram em sua vida.

Nome botânico: *Pimpinella anisum*.
Fragrância: adocicada, aroma de alcaçuz; lembra biscoitos italianos, quente.
Componentes químicos: álcool anisílico, anetol, anisaldeído, estragol, himacaleno, isoeugenil metilbutirato, limoneno.

Propriedades terapêuticas: analgésico, antiespasmódico, antisséptico, antitussígeno, aperitivo, calmante, carminativo, digestivo, diurético, emenagogo, estimulante, estomacal, galactagogo, hipoglicemiante.
Para sua segurança: utilize com moderação ou ocasionalmente, pois o uso excessivo pode ser cancerígeno. Pode causar irritação na pele. Use com precaução se estiver tomando medicamentos para diabetes, pois afeta os níveis de açúcar no sangue. Evite o uso em casos de endometriose e câncer dependente de estrogênio. Não use se estiver grávida ou amamentando.

TANGERINA E CALCITA ROSA

Cor de identificação: AMARELO

O aroma doce e calmante da tangerina melhora os sentimentos de bênçãos e as vibrações nutritivas. Inalar o aroma do óleo essencial de tangerina contribui para que você perceba e se lembre que tem uma abundância de ajudantes espirituais disponíveis para auxiliá-lo em todas as áreas de sua vida. Além disso, a tangerina permite que você se conecte com seus anjos da guarda. Imagine uma conexão clara com seu anjo da guarda ao aspirar a tangerina e pedir ajuda e orientação específicas. A fragrância do óleo de tangerina se alinha com paz interior, segurança e bons sonhos.

O óleo essencial de tangerina é excelente na hora de dormir, pois promove a conexão com seus sonhos e o Tempo do Sonho. Inspirar tangerina antes de dormir chama sua natureza sonhadora a ajudá-lo a processar seu dia por meio da atividade onírica. Use-a para liberar medos subconscientes.

Este óleo essencial do chakra do coração combinado com a calcita rosa ajuda a liberar sentimentos de raiva, frustração, mágoa do passado e medo. Além disso, essa dupla incentiva você a tratar a si próprio com gentileza. Quando você se trata bem, pode cultivar amigos, família e ambiente amorosos. Seja seu melhor amigo e seja o melhor amigo que você pode ser para os outros. Ame e aceite sua natureza emocional.

Ao tirar a carta Tangerina e Calcita Rosa, espere milagres e o melhor de tudo. Tome uma decisão clara de manifestar o bem neste momento. Acredite e imagine que o melhor ainda está por vir. Com foco na bondade e na compaixão, você pode criar uma realidade amorosa. As tangerinas, assim como as clementinas, são símbolos de abundância e boa sorte. Dadas como presentes durante o Ano-Novo Chinês, elas representam bênçãos, boa saúde e grande prosperidade. Use o óleo essencial para aumentar a boa sorte e a pedra preciosa para se concentrar na bondade amorosa.

Nome botânico: *Citrus reticulata*.
Fragrância: cítrica, doce, parece bala.
Componentes químicos: cimeno, limoneno, mirceno, pineno, terpineno, terpinoleno, tujeno.

Propriedades terapêuticas: adstringente, antidepressivo, antiemético, antiespasmódico, antiestresse, antisséptico, antitussígeno, aperitivo, calmante, carminativo, citofilático, colagogo, depurativo, descongestionante, digestivo, diurético, emoliente, estimulante (sistemas digestório e linfático), estomacal, hipnótico, revigorante, revitalizante, sedativo, tônico.
Para sua segurança: este óleo é fototóxico; portanto, evite a exposição à luz solar direta ao usá-lo topicamente.

TOMILHO E ÁGATA VERDE-MUSGO

Cor de identificação: AZUL

A fragrância do tomilho é conhecida como uma erva culinária. Como óleo essencial, é um companheiro perfeito para melhorar a vitalidade e a resistência. Use o tomilho para ajudá-lo a acessar níveis mais elevados de consciência e explorar a memória do propósito de sua alma. A vibração do tomilho fortalece a força e a coragem.

Use a combinação de ágata verde-musgo e tomilho para ajudá-lo a recuperar o equilíbrio. Passar um tempo na natureza restaura sua energia, ainda mais se você permanece muitas horas dentro de edifícios.

Cuide do jardim da sua alma. Deixe o padrão de musgo dentro dessa ágata auxiliá-lo a trazer lembranças à tona, como um mapa mostrando como se alinhar com o propósito de sua alma. Olhe para essa pedra e segure-a contra a luz. Observe-a de vários ângulos enquanto estiver em profunda contemplação, a fim de despertar e estimular percepções que lhe permitam ver o seu caminho sagrado diante de você.

Use o óleo essencial de tomilho para bloquear e remover forças antagônicas de seu campo de energia e espaço físico em um nível vibracional. O aroma do tomilho ajuda você a manter o foco em seu caminho e verdade espirituais.

Quando a carta Tomilho e Ágata Verde-musgo aparece no seu dia, é hora de criar coragem para dar conta das situações e tarefas. Seu uso para infundir coragem tem raízes na Idade da Cavalaria, porque os cavaleiros que competiam nas justas carregavam tomilho para lhes incutir coragem. Invoque sua força interior para melhorar a determinação e o alinhamento com o propósito de sua alma. Use a vibração do óleo essencial de tomilho com a ágata verde-musgo na mão e passe um tempo na natureza em prol da saúde e do bem-estar. Ao melhorar a vitalidade, você ganhará resistência e fortalecerá a coragem de ser seu verdadeiro eu.

Nome botânico: *Thymus vulgaris*.
Fragrância: herbácea, intensa, medicinal, picante, poderosa.
Componentes químicos: acetato de mirtenilo, cariofileno, limoneno, linalol, mirceno, mircenol, ocimenona, pineno, sabineno, terpineno, terpineol, tujanol.
Propriedades terapêuticas: adstringente, afrodisíaco, analgésico, antibacteriano, antibiótico, antidepressivo, antiespasmódico,

antifúngico, anti-inflamatório, antimicrobiano, antioxidante, antiparasitário, antipruriginoso, antipútrido, antirreumático, antisséptico (forte), antitóxico, antitussígeno, antiveneno, antiviral, aperitivo, balsâmico, broncodilatador, cardíaco, carminativo, cicatrizante, citofilático, contrairritante, digestivo, diurético, emenagogo, estimulante, estomacal, febrífugo, hipertensor, inseticida, reconfortante, revigorante, rubefaciente, sedativo, sudorífico, tônico, tranquilizador.

Para sua segurança: o uso prolongado pode provocar efeito tóxico. Pode causar irritação na pele. Manter afastado de membranas mucosas e partes íntimas. Evitar em casos de hipertensão. Não use durante a gravidez ou em período de amamentação.

TORANJA E APATITA

Cor de identificação: AMARELO

O aroma doce e fresco do óleo essencial de toranja estimula a confiança, a clareza e a consciência. Inale-o para aumentar sua consciência e perceber as mensagens e orientações dos anjos, arcanjos e mestres instrutores.

As propriedades de limpeza da mente deste óleo são excelentes ao escrever ou trabalhar em tarefas detalhadas que exigem foco.

Confie que você pode desenvolver relacionamentos amorosos com este óleo em seu campo de energia. A toranja associada à pedra apatita, auxilia na compreensão e integração dos desafios de relacionamentos passados, ajudando assim a melhorar a maneira como você interage nos relacionamentos presentes e futuros. Além disso, inalar o óleo essencial de toranja é útil para retornar à alegria após períodos de tristeza.

A apatita é excelente como uma pedra do chakra da garganta, bem como uma pedra do plexo solar. No chakra da garganta, é útil para a integração e compreensão das conversas que você tem, incluindo o diálogo interior consigo mesmo. Use a natureza purificadora do óleo essencial de toranja no nível olfativo, com a apatita na mão, para livrar seu corpo emocional de dúvidas, medos e pensamentos que não lhe servem mais.

Além disso, no nível físico, o efeito de limpeza do óleo essencial de toranja é benéfico para a perda de peso, pois auxilia na digestão das gorduras. Por fim, a apatita é uma boa ferramenta para se tornar consciente da alimentação emocional. Esta pedra azul-elétrico auxilia o equilíbrio de eletrólitos no corpo. A apatita também ajuda a equilibrar a absorção dos alimentos durante todo o processo digestivo. Use esta pedra para ajudá-lo a se concentrar em um sistema digestivo saudável.

Ao embaralhar as cartas e tirar a carta Toranja e Apatita, preste atenção nos alimentos que você está colocando dentro do seu corpo e no que você pensa ou fala enquanto come. Alimentos, pensamentos e conversas saudáveis podem tornar as coisas mais fáceis de processar e aceitar.

Nome botânico: *Citrus paradisi.*
Fragrância: cítrica, doce, floral, fresca, verde.
Componentes químicos: limoneno, mirceno, nootkatona, pineno, sabineno.
Propriedades terapêuticas: adstringente, antibacteriano, antidepressivo, antiestresse, antisséptico, antitóxico, aperitivo, cefálico, colagogo, depurativo, desintoxicante, digestivo, diurético, equilibrante (sistema nervoso central), estimulante (sistemas digestório e linfático e neurotransmissores), hemostático, resolutivo, restaurador, revitalizante, tônico (fígado), tonificante (pele).
Para sua segurança: este óleo é fototóxico; portanto, evite a exposição à luz solar direta ao usá-lo topicamente.

VETIVER E ANDALUZITA

Cor de identificação: VERMELHA

A fragrância terrosa do óleo essencial de vetiver, extraído das raízes dessa gramínea tropical, estabelece uma base sólida para as práticas espirituais. O vetiver ajuda a limpar o campo áurico e equilibra emoções, sentimentos e reações fora de controle. Com emoções serenas, você está pronto para dominar suas intenções e objetivos. Inale o perfume do vetiver a fim de lembrar sua meta ou seu sagrado acordo espiritual para estar aqui na Terra neste momento. Use o óleo essencial de vetiver para se ancorar e se tornar seu objetivo. Use-o cerimonialmente e em rituais como parte de sua prática espiritual.

A andaluzita, também conhecida como quiastolita, possui inclusões que formam uma cruz negra. Esta marca ajuda você a se alinhar com a espiritualidade centrada na terra. A espiritualidade centrada na terra inclui as crenças e práticas dos povos indígenas ao redor do mundo. Use a combinação de óleo essencial de vetiver e a andaluzita quando quiser se concentrar em uma tarefa desafiadora. Por exemplo, se você tende a pular de uma ideia importante para outra, mas aparentemente não consegue concluir coisa alguma, mantenha a andaluzita por perto e olhe para a cruz contida na pedra a fim de restaurar o foco.

Com a carta Vetiver e Andaluzita em mãos, pare e observe. Ancore-se no momento presente. Conecte-se com a imagem de raízes firmemente plantadas. É hora de manter o foco e os pés no chão. Imagine uma conexão com a Mãe Terra, usando a imagem de raízes crescendo da sola de seus pés e descendo para a terra. Passe um tempo na natureza e aprenda mais sobre os usos de óleos essenciais, ervas e plantas e seus extratos. Crie rituais pessoais para tornar sua prática espiritual mais tangível. Permita que as experiências da vida o ajudem a alcançar um crescimento extraordinário. Lembre-se de suas raízes, bem como do quanto você sempre pode crescer para atingir grandes alturas.

Nome botânico: *Vetiveria zizanioides*.
Fragrância: almiscarada, terrosa.

Componentes químicos: ácido isokhusênico, ácido khusênico, ácido prekhusênico, amorfeno, cadineno, cadinol, calacoreno, cânfora de zimbro, ciclocopacamfano, cubenol, elemol, eremofila, eudesma, eudesmol, funebrano, intermedeol, isovalencenol, khusimol, khusimona, khusinol, preziza, salvia, selina, selineno, spirovetiva, vetiselinenol, vetispireno, vetiveneno, vetivona, ziza.
Propriedades terapêuticas: abortivo, adstringente, afrodisíaco, analgésico, antibacteriano, antiespasmódico, antiestresse, anti-inflamatório, antiparasitário, antisséptico, calmante, cardiotônico, carminativo, desintoxicante, diaforético, diurético, emenagogo, emético, estimulante (sistema imunológico), estomacal, inseticida, revitalizante, rubefaciente, sedativo, tônico, tranquilizante.
Para sua segurança: sem contraindicações conhecidas.

ZIMBRO E AZEVICHE

Cor de identificação: AZUL

As qualidades desintoxicantes do óleo essencial de zimbro são úteis para eliminar padrões repetitivos de negatividade e toxinas do corpo.

Os méritos de limpeza e cura regenerativa do zimbro afastam o mal e os bloqueios que o impedem de viver uma vida feliz e realizada. Ao longo dos tempos, o zimbro tem sido considerado benéfico para afastar o mau-olhado e é excelente quando combinado com o azeviche.

O azeviche é uma madeira fossilizada que se transformou em carvão. Esta pedra mística livra o corpo, a mente e a alma de toxinas. Use o azeviche para proteção e ancoragem. O azeviche tem um efeito refrescante em suas emoções e ajuda a lidar com a raiva decorrente do processo de luto. Use o azeviche para reduzir sentimentos de raiva e decepção. O azeviche é a pedra do místico por excelência. A intenção certa pode expandir a consciência para incluir a crença de que a iluminação espontânea é alcançável.

Ao trabalhar com o óleo essencial de zimbro, você pode acessar a sabedoria espiritual do reino vegetal e sua conexão com as forças dévicas. O zimbro melhora seu potencial para lidar com sentimentos e dificuldades emocionais. Inale este óleo essencial e visualize uma restauração da harmonia interior e da autoconfiança.

Quando a carta Zimbro e Azeviche aparecer, reserve um tempo para tomar consciência de seus pensamentos, observe quaisquer padrões repetitivos que não estão servindo a você e, em seguida, libere-os. Aceite o poder transformador do crescimento. Lembre-se de suas raízes, mas lembre-se sempre também do quanto você pode crescer para alcançar grandes alturas. Libere a raiva ou a frustração e perceba que isso não tem mais lugar em sua vida. É hora de acelerar sua autoaceitação e amor-próprio.

Nome botânico: *Juniperus communis*.
Fragrância: amadeirada, fresca, resinosa.
Componentes químicos: cadineno, cariofileno, elemeno, germacreno, limoneno, mirceno, pineno, sabineno, terpineno.

Propriedades terapêuticas: abortivo, analgésico, antifúngico, anti-inflamatório, antilítico, antiparasitário, antirreumático, antiescorbútico, antisséptico, antiespasmódico, antitóxico, antitussígeno, afrodisíaco, adstringente, purificador do sangue, carminativo, colagogo, cicatrizante, depurativo, desintoxicante, digestivo, diurético (forte), emenagogo, estomacal, germicida, hemostático, inseticida, tranquilizante, refrescante, rubefaciente, sedativo, estimulante (trato geniturinário), sudorífico, tônico, tonificante, vulnerário.

Para sua segurança: evite o uso em casos de doença renal. Não use durante a gravidez ou em período de amamentação.

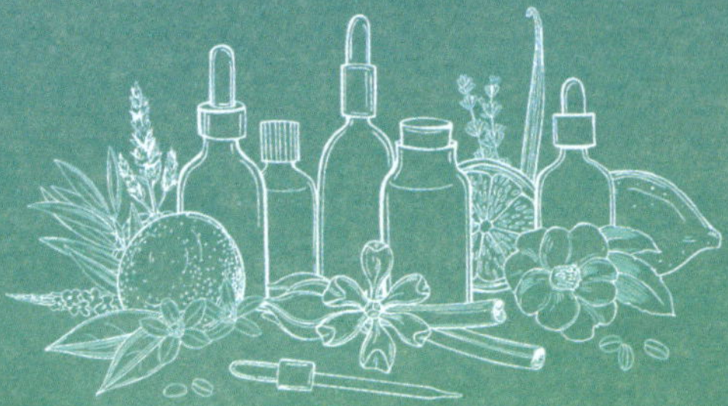

APÊNDICES

LISTA DE PEDRAS PRECIOSAS E SEUS CORRESPONDENTES ÓLEOS ESSENCIAIS

PEDRA PRECIOSA	ÓLEO ESSENCIAL	PÁGINA
Ágata Rendada Azul	Melaleuca	81
Ágata Verde-musgo	Tomilho	116
Âmbar	Pinho	102
Ametista	Lavanda	70
Ametrino	Semente de Anis	112
Amonita	Mirra	83
Andaluzita	Vetiver	120
Angelita	Camomila	48
Apatita	Toranja	118
Apofilita	Olíbano	87
Aragonita	Cravo-da-índia	56
Azeviche	Zimbro	122
Azurita	Bétula	46
Calcita Azul	Nardo	85
Calcita Dourada	Capim-limão	52
Calcita Laranja	Elemi	58
Calcita Rosa	Tangerina	114
Calcita Verde	Hortelã-pimenta	64

Caroíta	Manjericão	76
Cianita Verde	Limão-galego	72
Cornalina	Laranja	68
Crisocola	Eucalipto	60
Danburita	Pimenta-da-jamaica	98
Esmeralda	Abeto	40
Heliotrópio	Óregano	89
Kunzita	Pau-rosa	94
Lepidolita	Sálvia-esclareia	108
Madeira Petrificada	Cedro	54
Obsidiana Dourada	Ravensara	104
Pedra do Sol	Canela	50
Peridoto	Bergamota	44
Quartzo Rutilado	Pimenta-do-reino	100
Quartzo do Amor	Manjerona-doce	79
Quartzo Enfumaçado	Sálvia	106
Quartzo Rosa	Gerânio	62
Quartzo Tabular	Alecrim	41
Rodocrosita	Sândalo	110
Rubi	Patchouli	92
Selenita	Petitgrain	96
Topázio Dourado	Limão Siciliano	74
Turmalina Negra	Palo Santo	91
Zoisita com Rubi	Ilangue-ilangue	66

GLOSSÁRIO DE QUALIDADES TERAPÊUTICAS E ÓLEOS ASSOCIADOS

Abortivo. Provoca aborto (por exemplo, coentro, cravo-da-índia, hissopo, manjericão, olíbano, palmarosa, sálvia, semente de aipo, vetiver, zimbro).

Adstringente. Contrai os tecidos do corpo para proteger a pele e reduzir o sangramento de escoriações menores (por exemplo, abeto, alecrim, benjoim, bétula, canela, capim-limão, cedro, erva-doce, eucalipto, gaultéria, gengibre, gerânio, hissopo, hortelã-pimenta, laranja, limão-galego, limão siciliano, mirra, néroli, olíbano, palmarosa, patchouli, petitgrain, pimenta-da-jamaica, rosa, sálvia, sálvia-esclareia, sândalo, tangerina, tomilho, toranja, vetiver, zimbro).

Afrodisíaco. Estimula o desejo sexual (por exemplo, alecrim, gengibre, hortelã-pimenta, ilangue-ilangue, jacinto, jasmim, néroli, palmarosa, patchouli, pau-rosa, pimenta-do-reino, sândalo, tomilho, vetiver, zimbro).

Alterativo. Restaura a saúde das funções corporais (por exemplo, hortelã-pimenta, patchouli).

Anafrodisíaco, antafrodisíaco ou antiafrodisíaco. Reduz o desejo sexual (por exemplo, manjerona, orégano).

Analgésico. Alivia ou reduz a dor (por exemplo, alecrim, angélica, bergamota, bétula, camomila, canela, cipreste azul, coentro, cravo-da-índia, elemi, erva-cidreira, eucalipto, gaultéria, gengibre, gerânio, hortelã-pimenta, jasmim, lavanda, manjericão, manjerona doce, melaleuca, melissa, mirra, nardo, néroli, niaouli, olíbano, orégano, palmarosa, palo santo, patchouli, pau-rosa, pimenta-da-jamaica, pimenta-do-reino, pinho, ravensara, sálvia-esclareia, sândalo, semente de aipo, semente de anis, tomilho, vetiver, zimbro).

Antialérgico. Alivia ou reduz os sintomas de alergia (por exemplo, eucalipto, lavanda, niaouli, ravensara).

Antianêmico. Previne ou regula a anemia (por exemplo, camomila, limão siciliano).

Antibacteriano. Mata e inibe o crescimento de bactérias; bactericida (por exemplo, angélica, canela, cipreste azul, coentro, cravo-da-índia, elemi, erva-doce, eucalipto, gengibre, gerânio, hissopo, jasmim, limão, manjericão, melissa, olíbano, toranja).

Antibiótico. Previne ou elimina o crescimento bacteriano (por exemplo, bergamota, camomila, canela, cravo-da-índia, eucalipto, gerânio, hortelã-pimenta, lavanda, limão siciliano, manjericão, melaleuca, melissa, nardo, olíbano, orégano, patchouli, ravensara, tomilho).

Anticoagulante. Retarda ou inibe a coagulação do sangue (por exemplo, bétula, canela, cravo-da-índia, erva-doce, gaultéria, gengibre, gerânio, laranja).

Anticonvulsivante. Alivia ou previne convulsões ou crises epilépticas (por exemplo, camomila, canela, hortelã-pimenta, lavanda, melissa, nardo, pau-rosa, pimenta-do-reino, sálvia-esclareia, semente de aipo).

Antidepressivo. Diminui, alivia e previne a depressão (por exemplo, alecrim, benjoim, bergamota, camomila, canela, cravo-da-índia, erva-cidreira, gerânio, hortelã-pimenta, ilangue-ilangue, jacinto, jasmim, laranja, lavanda, limão-galego, limão siciliano, manjericão, melissa, néroli, olíbano, patchouli, pau-rosa, petitgrain, pimenta-da-jamaica, sálvia, sálvia-esclareia, sândalo, tangerina, tomilho, toranja).

Antidiabético. Reduz os níveis de glicose (por exemplo, canela, eucalipto, gerânio, mirra, sálvia).

Antidiarreico. Elimina a diarreia ou promove seu alívio (por exemplo, canela, hortelã-pimenta).

Antídoto. Neutraliza um veneno (por exemplo, canela, erva-doce, eucalipto, gengibre, pimenta-do-reino).

Antiemético. Reduz e interrompe o vômito (por exemplo, camomila, canela, cravo-da-índia, erva-doce, gengibre, laranja, patchouli, pimenta-do-reino, tangerina).

Antiescorbútico. Previne ou cura o escorbuto, uma deficiência de vitamina C (por exemplo, gengibre, laranja, limão-galego, limão siciliano, pinho, semente de aipo, zimbro).

Antiespasmódico. Alivia e previne espasmos, cãibras e convulsões (por exemplo, abeto, angélica, benjoim, bergamota, camomila, canela, cardamomo, cedro, coentro, cravo-da-índia, erva-doce, eucalipto, gaultéria, gengibre, gerânio, hissopo, jasmim, laranja, lavanda, limão-galego, limão siciliano, manjericão, manjerona-doce, melissa, mirra, nardo, néroli, niaouli, olíbano, sálvia-esclareia, sândalo, semente de aipo, semente de anis, tangerina, tomilho, vetiver, zimbro).

Antiflogístico. Neutraliza a inflamação (por exemplo, erva-doce, hortelã-pimenta, patchouli, pinho, sândalo, semente de aipo).

Antifúngico. Mata fungos; fungicida (por exemplo, alecrim, angélica, camomila, canela, capim-limão, cravo-da-índia, elemi, erva-doce, eucalipto, gerânio, jasmim, laranja, lavanda, limão siciliano, manjerona doce, melaleuca, mirra, néroli, nardo, orégano, palmarosa, patchouli, pau-rosa, pinho, sálvia, sândalo, tomilho, zimbro).

Anti-helmíntico. Mata e expulsa vermes parasitas (por exemplo, hortelã-pimenta, lavanda, limão, melissa, nardo, niaouli, orégano, palmarosa, pinho, sálvia, siciliano, tomilho, vetiver, zimbro).

Anti-infeccioso. Previne e reduz infecções (por exemplo, ravensara, sândalo, melaleuca)

Anti-inflamatório. Diminui e alivia a inflamação (por exemplo, abeto, angélica, benjoim, bétula, camomila, canela, cardamomo, gaultéria, melaleuca, nardo, sálvia-esclareia, tomilho, vetiver).

Antilactogogo. Reduz a produção de leite; suprime a lactação (por exemplo, hortelã-pimenta, sálvia).

Antilítico. Previne a formação de pedras nos rins ou promove a sua diluição (por exemplo, limão-galego, limão siciliano, semente de aipo, zimbro).

Antimicrobiano. Mata ou inibe o crescimento de micro-organismos causadores de doenças (por exemplo, capim-limão, cardamomo, melaleuca, palo santo, tomilho).

Antimutagênico. Reduz a frequência de mutação ou interfere com os efeitos mutagênicos de outra substância (por exemplo, benjoim, coentro).

Antineurálgico. Alivia ou interrompe a dor nevrálgica (por exemplo, alecrim, camomila, cravo-da-índia, eucalipto, gerânio, hortelã-pimenta, limão siciliano, pinho).

Antioxidante. Inibe a oxidação e neutraliza a deterioração de organismos vivos (por exemplo, alecrim, benjoim, canela, coentro, cravo-da-índia, gengibre, limão-galego, limão siciliano, manjerona-doce, melissa, nardo, olíbano, pimenta-da-jamaica, sálvia, semente de aipo, tomilho).

Antiparasitário. Usado para o tratamento de doenças parasitárias como nematoides e protozoários infecciosos (por exemplo, abeto, alecrim, benjoim, bergamota, bétula, camomila, canela, cardamomo, cravo-da-índia, erva-doce, eucalipto, gengibre, gerânio, hissopo, hortelã-pimenta, lavanda, limão siciliano, manjericão, melaleuca, melissa, nardo, niaouli, orégano, palmarosa, patchouli, pau-rosa, pinho, sálvia, tomilho, vetiver, zimbro).

Antipiorreia. Reduz a infecção e inflamação das gengivas ou periodontite (por exemplo, laranja, mirra).

Antipirético. Reduz a febre (por exemplo, angélica, bergamota, bétula, canela, coentro, manjericão, pimenta-do-reino). Veja Febrífugo.

Antipruriginoso. Alivia e inibe a coceira (por exemplo, benjoim, camomila, cedro, eucalipto, hortelã-pimenta, ilangue-ilangue, jasmim, limão siciliano, melaleuca, sândalo, tomilho).

Antipútrido. Detém e retarda a decomposição ou apodrecimento do corpo ou outra matéria orgânica (por exemplo, canela, eucalipto, melissa, mirra, tomilho).

Antirreumático. Reduz e retarda a progressão da artrite reumatoide (por exemplo, alecrim, angélica, bétula, camomila, canela, coentro, cravo-da-índia, eucalipto, gaultéria, hissopo, lavanda, limão-galego, limão siciliano, niaouli, orégano, pinho, sálvia, semente de aipo, tomilho, zimbro).

Antisseborreico. Reduz ou previne a produção excessiva de sebo (por exemplo, cedro).

Antisséptico. Previne e impede o crescimento de micro-organismos causadores de doenças (por exemplo, abeto, alecrim, angélica, benjoim, bergamota, bétula, camomila, canela, capim-limão, cardamomo, cedro, cravo-da-índia, elemi, erva-doce, eucalipto, gaultéria, gengibre, gerânio, hissopo, hortelã-pimenta, ilangue-ilangue, jacinto, jasmim, laranja, lavanda, limão-galego, limão siciliano, manjericão, manjerona-doce, melaleuca, melissa, mirra, nardo, néroli, niaouli, olíbano, orégano, palmarosa, patchouli, pau-rosa, petitgrain, pimenta-da-jamaica, pimenta-do-reino, pinho, ravensara, sálvia, sálvia-esclareia, sândalo, sementes de anis, tangerina, tomilho, toranja, vetiver, zimbro).

Antissudorífico. Interrompe ou evita a transpiração (por exemplo, sálvia, sálvia-esclareia).

Antitóxico. Neutraliza e combate venenos (por exemplo, alecrim, bergamota, bétula, camomila, erva-doce, gengibre, hortelã-pimenta, laranja, lavanda, limão-galego, limão siciliano, orégano, patchouli, pimenta-do-reino, ravensara, tomilho, toranja, zimbro).

Antitussígeno. Previne e elimina a tosse (por exemplo, abeto, alecrim, alfazema, angélica, benjoim, bergamota, canela, cardamomo, cedro, cravo-da-índia, elemi, eucalipto, funcho, gaultéria, gengibre, hissopo, hortelã-pimenta, jasmim, laranja, limão siciliano, manjericão, manjerona-doce, melaleuca, mirra, niaouli, olíbano, orégano, pimenta-do-reino, pinho, ravensara, sálvia, sândalo, semente de anis, tangerina, tomilho, zimbro).

Antiveneno. Um antídoto para venenos e picadas de insetos e cobras (por exemplo, eucalipto, lavanda, manjericão, tomilho).

Antiviral. Remove, mata e protege contra vírus (por exemplo, alecrim, angélica, benjoim, canela, cipreste azul, cravo-da-índia, elemi, eucalipto, hissopo, hortelã-pimenta, jasmim, laranja, lavanda, limão siciliano, manjerona-doce, melaleuca, melissa, orégano, palmarosa, patchouli, pau-rosa, pinho, ravensara, sálvia, sândalo, tomilho).

Aperitivo. Estimula o apetite (por exemplo, angélica, bergamota, camomila, canela, coentro, cravo-da-índia, erva-doce, gengibre, hortelã-pimenta, laranja, lavanda, limão-galego, limão siciliano, manjericão, melissa, mirra, nardo, orégano, palmarosa, pimenta-do-reino, sálvia, semente de aipo, semente de anis, tangerina, tomilho, toranja).

Balsâmico. Suaviza e reduz o muco (por exemplo, canela, cedro, coentro, elemi, hissopo, nardo, olíbano, orégano, sálvia-esclareia, tomilho).

Calmante. Provoca um efeito sedativo (por exemplo, bergamota, camomila, erva-doce, jasmim, laranja, lavanda, limão siciliano, manjerona-doce, melissa, nardo, néroli, palmarosa, patchouli, pau-rosa, petitgrain, sálvia-esclareia, sândalo, semente de anis, tangerina, vetiver).

Cardiotônico. Estimula e tonifica o coração (por exemplo, coentro, nardo, vetiver).

Carminativo. Alivia e expele o excesso de gases (por exemplo, alecrim, angélica, benjoim, bergamota, camomila, canela, capim-limão, cardamomo, coentro, cravo-da-índia, erva-doce, gaultéria, gengibre, hissopo, hortelã-pimenta, ilangue-ilangue, jasmim, laranja, lavanda, limão siciliano, manjericão, manjerona-doce, melaleuca, melissa, mirra, nardo, néroli, olíbano, orégano, palmarosa, patchouli, pimenta-da-jamaica, pimenta-do-reino, ravensara, sálvia, sálvia-esclareia, sândalo, semente de aipo, semente de anis, tangerina, tomilho, vetiver, zimbro).

Cefálico. Relativo ou pertencente à cabeça (por exemplo, alecrim, angélica, benjoim, cardamomo, eucalipto, gengibre, hissopo, hortelã-pimenta, lavanda, limão siciliano, manjericão, manjerona, melissa, olíbano, pau-rosa, toranja).

Cicatrizante. Auxilia na formação de tecido cicatricial (por exemplo, alecrim, angélica, benjoim, bergamota, camomila, cravo-da-índia, elemi, eucalipto, gerânio, hissopo, jasmim, lavanda, limão siciliano, melaleuca, mirra, néroli, niaouli, olíbano, palmarosa, patchouli, sálvia, sândalo, tomilho, zimbro).

Citofilático. Evita a desintegração de uma célula por ruptura, protege a parede ou membrana celular (por exemplo, alecrim, gerânio, lavanda, melissa, néroli, olíbano, orégano, palmarosa, patchouli, tangerina, tomilho).

Coagulante. Altera a viscosidade do sangue para um estado sólido ou semissólido (por exemplo, limão siciliano).

Colagogo. Promove a produção e secreção de bílis (por exemplo, alecrim, camomila, hortelã-pimenta, laranja, lavanda, orégano, pinho, ravensara, rosa, sálvia, semente de aipo, tangerina, toranja, zimbro).

Colerético. Estimula o fígado a promover a secreção biliar (por exemplo, alecrim, laranja, melissa, orégano, pinho, ravensara).

Contrairritante. Produz inflamação em um local com o objetivo de diminuir a inflamação em outro local (por exemplo, tomilho).

Cordial. Revitaliza, estimula, revigora (por exemplo, benjoim, bergamota, hortelã-pimenta, lavanda, melaleuca, néroli).

Depurativo. Purifica o sangue e os órgãos internos (por exemplo, angélica, bétula, coentro, erva-doce, eucalipto, gerânio, hissopo, hortelã-pimenta, laranja, limão-galego, limão siciliano, mirra, nardo, pinho, sálvia, semente de aipo, tangerina, toranja, zimbro).

Descongestionante. Alivia a congestão no trato respiratório superior (por exemplo, alecrim, erva-doce, eucalipto, gaultéria, hortelã-pimenta, jasmim, lavanda, limão siciliano, manjerona--doce, melaleuca, niaouli, patchouli, pinho, sândalo, tangerina,).

Desintoxicante. Remove ou reduz as toxinas do corpo (por exemplo, alecrim, coentro, erva-doce, hortelã-pimenta, lavanda, limão siciliano, manjerona-doce, pimenta-do-reino, toranja, vetiver, zimbro).

Desodorante. Remove ou disfarça odores desagradáveis (por exemplo, benjoim, bergamota, coentro, erva-cidreira, eucalipto, gerânio, lavanda, mirra, nardo, néroli, patchouli, pau-rosa, petitgrain, pinho, sálvia-esclareia, sândalo).

Detersivo. Limpa; um detergente (por exemplo, bétula).

Diaforético. Aumenta e induz a transpiração (por exemplo, abeto, alecrim, angélica, coentro, erva-doce, eucalipto, gengibre, hissopo, limão siciliano, manjericão, manjerona-doce, melaleuca, melissa, niaouli, orégano, patchouli, pimenta-do-reino, sândalo, semente de aipo, tomilho, vetiver).

Digestivo. Estimula a secreção de sucos digestivos; promove e auxilia a digestão (por exemplo, alecrim, angélica, bergamota, camomila, canela, cardamomo, coentro, funcho, gengibre, hissopo, hortelã-pimenta, laranja, limão-galego, limão siciliano, manjericão, manjerona-doce, melissa, nardo, néroli, olíbano, palmarosa, patchouli, petitgrain, pimenta-da-jamaica, pimenta-do-reino, rosa, sálvia, sálvia-esclareia, semente de aipo, semente de anis, tangerina, tomilho, toranja, zimbro).

Diurético. Aumenta a excreção de urina (por exemplo, abeto, alecrim, angélica, benjoim, bétula, camomila, capim-limão, cardamomo, cedro, coentro, erva-doce, eucalipto, gaultéria, gengibre, gerânio, hissopo, laranja, lavanda, limão siciliano, manjerona-doce, mirra, nardo, olíbano, orégano, palo santo, patchouli, pimenta-do-reino, pinho, ravensara, rosa, sálvia, sândalo, semente de aipo, semente de anis, tangerina, tomilho, toranja, vetiver, zimbro).

Emenagogo. Estimula ou aumenta o fluxo menstrual e estimula a expulsão do conteúdo uterino (por exemplo, alecrim, angélica, camomila, canela, cedro, coentro, cravo-da-índia, erva-doce, gaultéria, gengibre, hissopo, hortelã-pimenta, ilangue-ilangue, jasmim, lavanda, manjericão, manjerona-doce, melissa, mirra, nardo, olíbano, orégano, palmarosa, sálvia, sálvia-esclareia, semente de aipo, semente de anis, tomilho, vetiver, zimbro).

Emético. Induz o vômito (por exemplo, vetiver).

Estimulante. Um restaurador para aumentar os níveis de atividade no corpo (por exemplo, angélica, benjoim, bétula, canela, cardamomo, coentro, cravo-da-índia, elemi, erva-doce, eucalipto, gaultéria, gengibre, gerânio, hissopo, hortelã-pimenta, ilangue-ilangue, jasmim, laranja, lavanda, limão-galego, limão siciliano, manjericão, melaleuca, mirra, niaouli, olíbano, orégano, palmarosa, patchouli, petitgrain, pimenta-da-jamaica, pimenta-do-reino, pinho, ravensara, sálvia, sândalo, semente de aipo, semente de anis, tomilho, toranja, vetiver, zimbro).

Estomacal. Auxilia a digestão; aumenta o apetite; tonifica o estômago (por exemplo, alecrim, angélica, bergamota, camomila, canela, cardamomo, coentro, cravo-da-índia, elemi, erva-doce, gengibre, hissopo, hortelã-pimenta, laranja, lavanda, limão siciliano, manjericão, manjerona-doce, melissa, mirra, orégano, patchouli, petitgrain, pimenta-da-jamaica, pimenta-do-reino, sálvia, sálvia-esclareia, sândalo, semente de aipo, semente de anis, tangerina, tomilho, vetiver, zimbro).

Estrogênico. Possui propriedades semelhantes ao estrogênio; produção de estro (por exemplo, angélica, canela, erva-doce, manjericão, sálvia, sálvia-esclareia).

Euforizante. Produz uma sensação de euforia (por exemplo, abeto, benjoim, ilangue-ilangue, jasmim, néroli, pau-rosa, sálvia, sálvia-esclareia, sândalo).

Febrífugo. Reduz febres (por exemplo, angélica, bergamota, bétula, canela, capim-limão, coentro, eucalipto, gengibre, hissopo, hortelã-pimenta, laranja, limão-galego, limão siciliano, manjericão, manjerona-doce, melissa, nardo, niaouli, orégano, palmarosa, patchouli, pimenta-do-reino, ravensara, sálvia, sândalo, tomilho).

Fixador. Estabiliza a volatilidade e preserva uma mistura sinérgica (por exemplo, benjoim, cipreste azul, elemi, ilangue-ilangue, mirra, nardo, olíbano, patchouli, petitgrain, sálvia-esclareia, sândalo, vetiver).

Galactagogo. Induz a secreção de leite (por exemplo, capim-limão, erva-doce, gaultéria, jasmim, manjericão, manjerona-doce, melissa, semente de anis).

Hemostático. Detém o sangramento (por exemplo, abeto, canela, eucalipto, gaultéria, gerânio, laranja, limão-galego, limão siciliano, mirra, sálvia, toranja, zimbro).

Hepático. Afeta ou drena o fígado (por exemplo, alecrim, angélica, camomila, canela, coentro, erva-doce, hortelã-pimenta, laranja, limão-galego, limão siciliano, nardo, orégano, rosa, sálvia, semente de aipo).

Hipertensor. Aumenta a pressão arterial (por exemplo, alecrim, hissopo, pinho, sálvia, tomilho).

Hipoglicemiante. Reduz os níveis de açúcar no sangue (por exemplo, canela, mirra, semente de anis).

Hipotensor. Reduz a pressão arterial (por exemplo, camomila, gaultéria, ilangue-ilangue, lavanda, limão siciliano, manjerona-doce, melissa, néroli, sálvia-esclareia, semente de aipo).

Inseticida. Destrói ou controla a proliferação de insetos (por exemplo, alecrim, hortelã-pimenta, melaleuca, patchouli, pau-rosa, pinho, sálvia, sândalo, tomilho, vetiver).

Laxante. Estimula a evacuação intestinal (por exemplo, alecrim, benjoim, bergamota, bétula, camomila, funcho, gengibre, hissopo, laranja, limão siciliano, manjericão, manjerona-doce, nardo, orégano, patchouli, pimenta-do-reino, pinho, sálvia).

Linfático. Relaciona-se com a linfa ou secreção da linfa (por exemplo, gerânio, toranja).

Narcótico. Alivia dores e acalma; induz o sono (por exemplo, sálvia-esclareia)

Parturiente. Facilita o trabalho de parto e o parto em si (por exemplo, jasmim)

Purgante. Um laxante; evacuante (por exemplo, olíbano).

Regenerador. Promove novo crescimento; restaura e repara a estrutura ou tecido (por exemplo, coentro).

Rejuvenescedor. Restaura a juventude (por exemplo, benjoim, gerânio, ilangue-ilangue, olíbano).

Restaurador. Renova a saúde e a força (por exemplo, gerânio, hortelã-pimenta, lavanda, limão siciliano, manjericão, manjerona-doce, palo santo, pinho, toranja).

Rubefaciente. Um irritante que avermelha a pele (por exemplo, abeto, alecrim, bergamota, bétula, eucalipto, gaultéria, gengibre, limão siciliano, orégano, pimenta-da-jamaica, pimenta-do-reino, pinho, tomilho, vetiver, zimbro).

Sedativo. Promove a calma, reduz a ansiedade e induz o sono (por exemplo, bergamota, camomila, erva-doce, jasmim, laranja, lavanda, limão siciliano, manjerona-doce, melissa, nardo, néroli, palmarosa, patchouli, pau-rosa, petitgrain, sálvia, sândalo, semente de anis, tangerina, vetiver).

Sudorífico. Induz a transpiração (por exemplo, alecrim, angélica, camomila, hissopo, hortelã-pimenta, lavanda, manjericão, melaleuca, mirra, orégano, palmarosa, pinho, tomilho, zimbro).

Tônico. Uma substância restauradora estimulante que aumenta a vitalidade e o bem-estar (por exemplo, abeto, alecrim, angélica, benjoim, bergamota, bétula, camomila, canela, cardamomo, coentro, cravo-da-índia, elemi, eucalipto, funcho, gaultéria, hortelã-pimenta, ilangue-ilangue, laranja, manjericão, manjerona-doce, nardo, néroli, niaouli, orégano, palmarosa, patchouli, pau-rosa, petitgrain, pimenta-da-jamaica, pimenta-do-reino, pinho, ravensara, rosa, sálvia, sálvia-esclareia, sândalo, semente de aipo, tomilho, vetiver).

Tranquilizante. Acalma os nervos (por exemplo, alecrim, angélica, camomila, capim-limão, coentro, elemi, hissopo, hortelã-pimenta, ilangue-ilangue, laranja, lavanda, manjericão, manjerona-doce, melissa, nardo, olíbano, palmarosa, patchouli, petitgrain, sálvia, sálvia-esclareia, semente de aipo, tomilho, vetiver, zimbro).

Vasoconstritor. Contrai ou estreita os vasos sanguíneos, o que aumenta a pressão sanguínea (por exemplo, gerânio, hortelã--pimenta, laranja).

Vasodilatador. Dilata ou expande os vasos sanguíneos, o que diminui a pressão arterial (por exemplo, manjerona, pimenta--do-reino, rosa).

Vulnerário. Cura feridas (por exemplo, abeto, alecrim, benjoim, bergamota, camomila, elemi, eucalipto, gaultéria, gerânio, hissopo, laranja, lavanda, manjerona-doce, melaleuca, melissa, mirra, niaouli, olíbano, orégano, pinho, sálvia, semente de aipo, zimbro).

REFERÊNCIAS SELECIONADAS

Achad, Frater. *Melchizedek Truth Principles*. Marina del Rey, CA: DeVorss & Co. Publishers, 1963.

________. *Ancient Mystical White Brotherhood*. Lakemont, GA: CSA Press, 1971.

Ackerman, Diane. *A Natural History of the Senses*. Nova York: Vintage, 1991.

Adams, John. *The Crystal Sourcebook: From Science to Metaphysics*. John Milewski & Virginia Harford (orgs.). 1ª ed. Santa Fe, NM: Mystic Crystal Publications, 1987.

Alexander, Jane. *The Smudging and Blessings Book: Inspirational Rituals to Cleanse and Heal*. Nova York: Sterling Publishing, 2009.

Burnett, Frances Hodgson. *The Secret Garden*. Boston, MA: David R. Godine, Publisher, Inc., 1986.

Caddy, Eileen. *The Spirit of Findhorn*. Escócia: Findhorn Press, 1994.

Cunningham, Scott. *Magical Aromatherapy: The Power of Scent*. St. Paul, MN: Llewellyn Publications, 1989.

Cunningham, Scott & David Harrington. *The Magical Household: Empower Your Home with Love, Protection, Health, and Happiness*. St. Paul, MN: Llewellyn Publications, 1998.

Das, Lama Surya. *Awakening the Buddhist Heart: Integrating Love, Meaning, and Connection into Every Part of Your Life*. Nova York: Broadway Books, uma divisão da Random House, 2000.

Davidson, John. *The Secret of the Creative Vacuum: Man and the Energy Dance*. New Age Books, 2009.

Gardner-Gordon, Joy. *Color and Crystals: A Journey through the Chakras*. Feasterville Trevose, PA: Crossing Press, 1988.

Hawken, Paul. *The Magic of Findhorn*. Nova York: Harper & Row, 1975.

Hay, Louise. *Heal Your Body*. Carlsbad, CA: Hay House, 1984.

Holland, R. W.; M. Hendriks & H. Aarts. "Smells like clean spirit: Nonconscious effects of scent on cognition and behavior". *Psychological Science*, 16, pp. 689-93, 2005.

Lembo, Margaret Ann. *Chakra Awakening: Transform Your Reality Using Crystals, Color, Aromatherapy, and the Power of Positive Thought*. St. Paul, MN: Llewellyn Worldwide, 2011.

________. *Angels and Gemstones Guardians Cards*. Escócia: Findhorn Press, 2014.

________. *Crystal Intentions Oracle: Guidance and Affirmations*. St. Paul, MN: Llewellyn Worldwide, 2016.

________. *Gemstone Guardians and Your Soul Purpose*. Escócia: Findhorn Press, 2020.

________. *The Essential Guide to Aromatherapy and Vibrational Healing*. St. Paul, MN: Llewellyn Worldwide, 2013.

________. *The Essential Guide to Crystals, Minerals and Stones*. St. Paul, MN: Llewellyn Worldwide, 2013.

Melody. *Love Is in the Earth: A Kaleidoscope of Crystals; The Reference Book Describing the Metaphysical Properties of the Mineral Kingdom*. Wheat Ridge, CO: Earth-Love, 1991.

M. K. Mahmut & R. J. Stevenson. "Olfactory abilities and psychopathy: higher psychopathy scores are associated with poorer odor discrimination and odor identification". *Chemosensory Perception*; doi: 10.1007/s12078-012-9135-7, 2012.

Milanovich, Dra. Norma & Dra. Shirley McCune. *The Light Shall Set You Free*. Athena Publishing, 1996.

Miller, Richard Alan & Iona. *The Magical and Ritual Use of Perfumes*. Rochester, VT: Destiny Books, um selo editorial da Inner Traditions, 1988.

Nelson Bach. *The Bach Flower Essences® Questionnaire & Guide to Your Own Personal Formula*. Nelson Bach USA Ltd., 1995.

Raphaell, Katrina. *Crystal Enlightenment: The Transforming Properties of Crystals and Healing Stones*. Vol. 1. Santa Fe, NM: Aurora Press, 1985.

________. *Crystal Healing: The Therapeutic Application of Crystals and Stones*. Vol. 2. Santa Fe, NM: Aurora Press, 1987. [Publicados em um único volume como: *As Propriedades Curativas dos Cristais e das Pedras Preciosas,* 1ª ed. São Paulo: Pensamento, 2022.]

________. *Crystalline Transmission: A Synthesis of Light*. Vol. 3. Santa Fe, NM: Aurora Press, 1990. [*Transmissões Cristalinas – Uma Nova Dimensão de Consciência sobre o Conhecimento dos Cristais*. São Paulo: Pensamento, 2023.]

Scheffer, Mechthild. *Bach Flower Therapy Theory and Practice*. Healing Arts Press, 1988.

Sellar, Wanda. *The Directory of Essential Oils*. Londres: Random House UK, 1992/2005.

Shinn, Florence Scovel. *The Writings of Florence Scovel Shinn.* 4ª ed. Camarillo, CA: DeVorss, 1996.

Tisserand, Robert & Rodney Young. *Essential Oil Safety*. 2ª ed. Londres: Churchill Livingstone, um selo editorial da Elsevier, 2014.

Tompkins, Peter. *The Secret Life of Plants*. Nova York: Harper, 1989.

Worwood, Susan. *Essential Aromatherapy. A Pocket Guide to Essential Oils & Aromatherapy*, 2ª ed. rev. Novato, CA: New World Library, 2003.

Ywahoo, Dhyani. *Voices of Our Ancestors: Cherokee Teachings from the Wisdom Fire*. Boulder, CO: Shambhala Publications, Inc., 1987.